健康ライブラリー　イラスト版

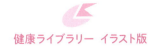

過活動膀胱がわかる本

頻尿・尿もれはこうして治す

日本大学医学部泌尿器科学系
泌尿器科学分野主任教授
髙橋 悟 監修

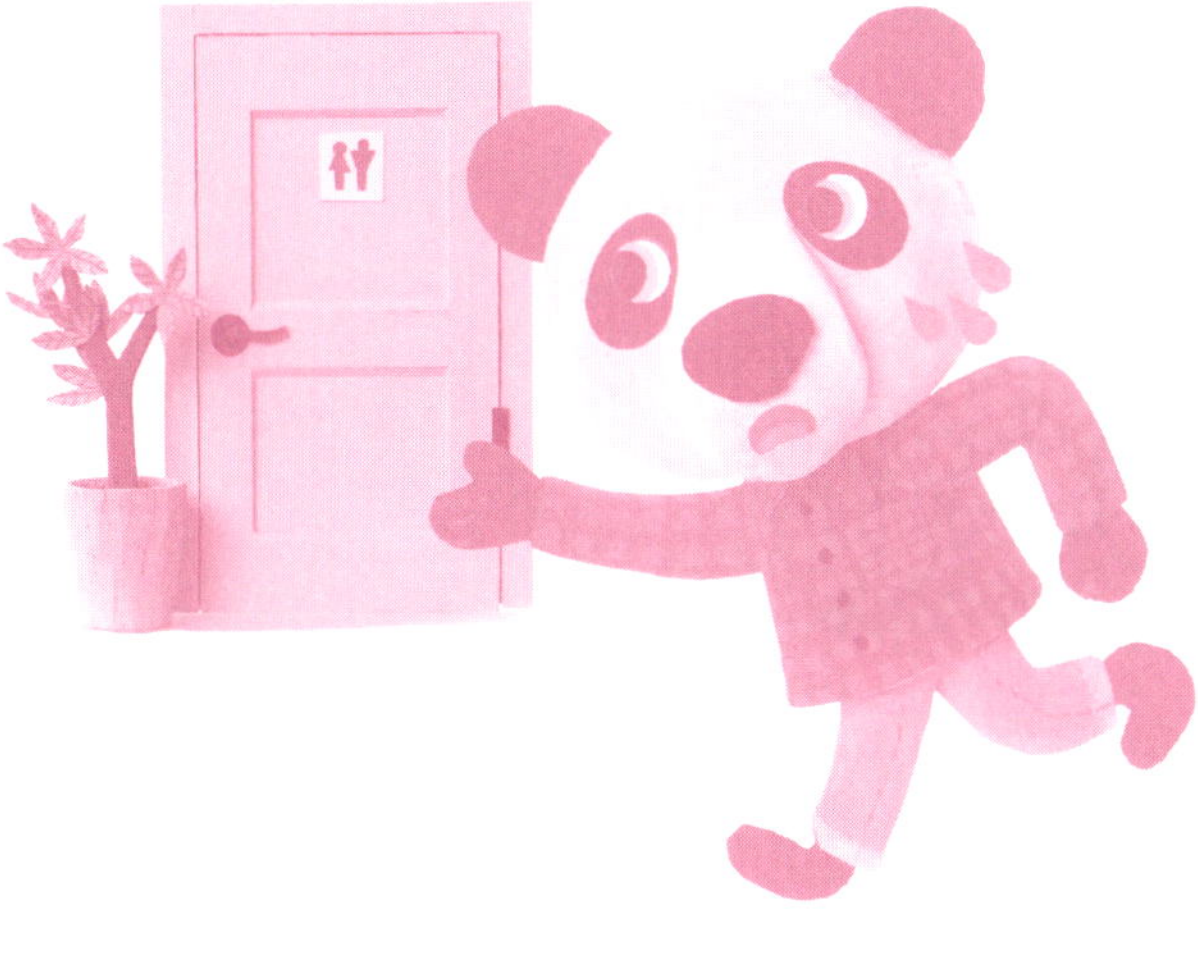

講談社

まえがき

突然の強い尿意に伴う頻尿や尿もれの悩みは、家族にも友人にもなかなか言いづらいものです。誰にも言えず、一人で対処している人が多いのではないでしょうか。受診する勇気はないけれど、少しでも有益な情報を得たいと、本書を手にとってくださったのだろうと推測します。

まずお伝えしておきたいのは、こうした過活動膀胱の症状で悩んでいるのは、決してあなただけではないということです。

日本排尿機能学会が約二〇年ぶりにおこなった調査では、頻尿や尿もれなどの悩みを抱えている人は二〇歳以上で七七・九%、四〇歳以上では八二・五%にも上っていました。二〇歳以上で過活動膀胱の症状がある人は、全国で約一三〇〇万人いると考えられます。

つまり、尿トラブルは誰にでも起こるのです。私自身も五〇歳を過ぎたころから体感しています。

そして、もうひとつ知っていただきたいのは、過活動膀胱は改善できるということ。それも、「あなた自身の行動で」です。運動をおこなったり、日誌をつけたり、水分のとり方に気をつけたりするだけで、多くの人に改善がみられます。薬物療法や手術を組み合わせれば、さらに快適な生活に近づけるでしょう。

頻尿や尿もれに悩んでいても、泌尿器科を受診する人はわずか四・九%です。受診は恥ずかしいという人が多いようですが、泌尿器科医は毎日、尿トラブルの診療をおこなっていますから、おしっこの悩みについて聞くのも話すのも慣れています。日常生活に支障があるなら、どうぞ気軽に受診してください。

本書では、過活動膀胱の原因、検査、治療法などについて、わかりやすく解説しています。

本書が、頻尿や尿もれの悩みを手放し、快適な生活を送るための一助となれば、たいへんうれしく思います。

日本大学医学部泌尿器科学系
泌尿器科学分野主任教授
髙橋 悟

過活動膀胱がわかる本
頻尿・尿もれはこうして治す

もくじ

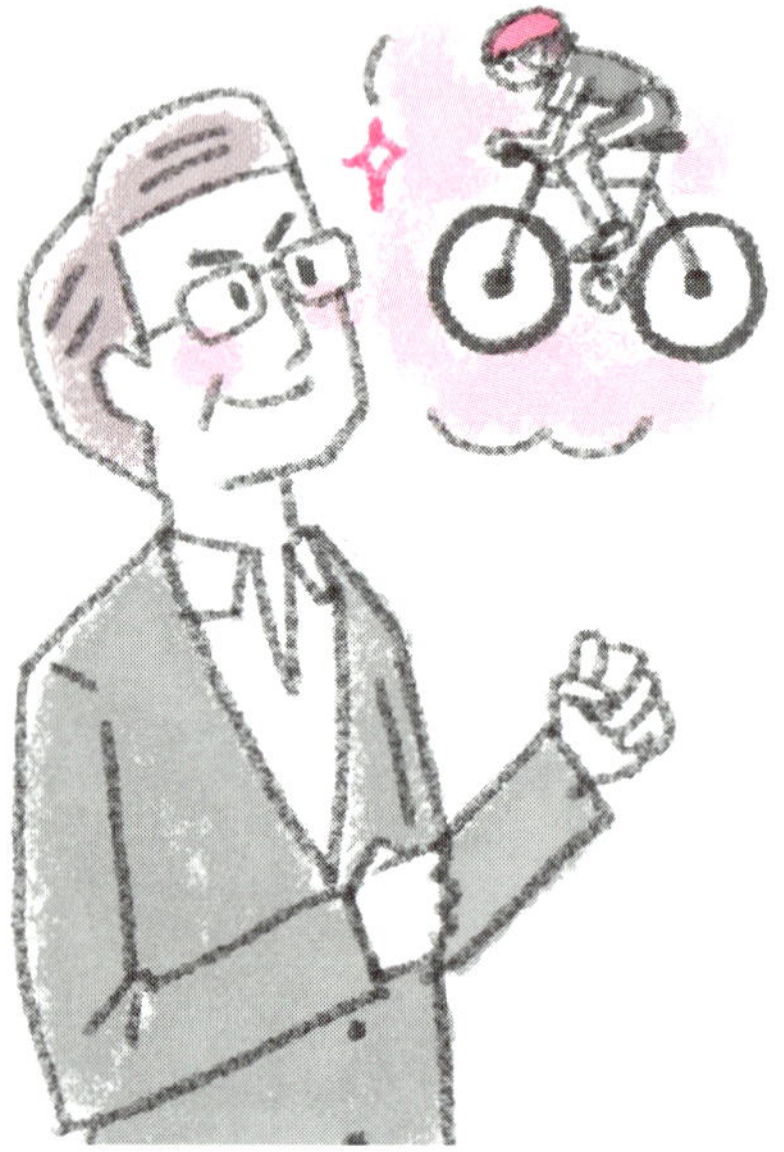

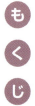

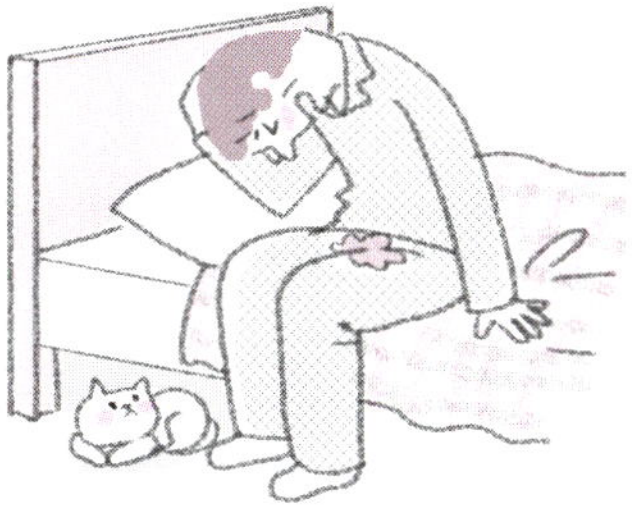

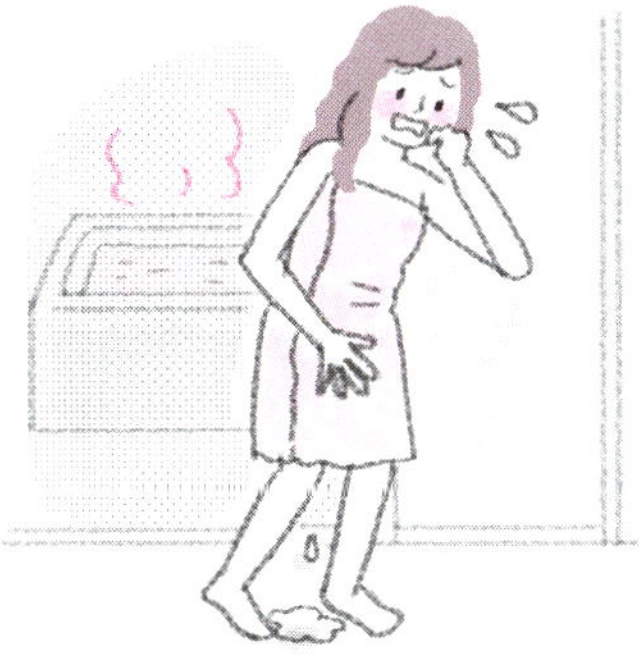

2

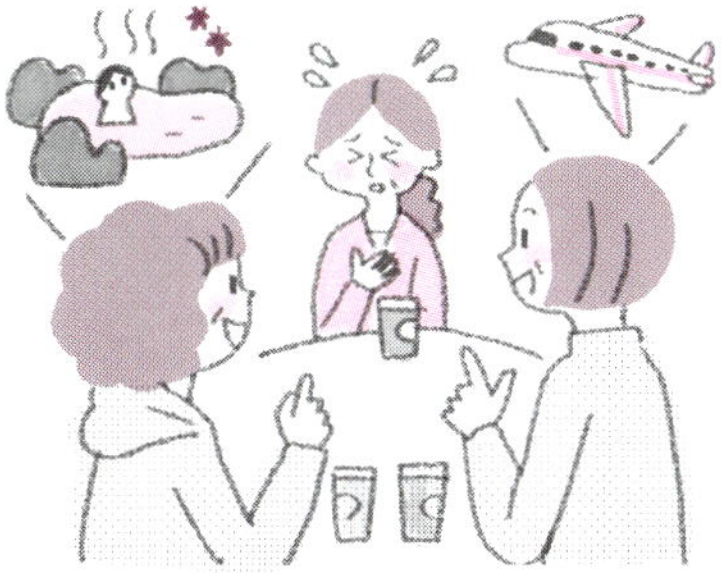

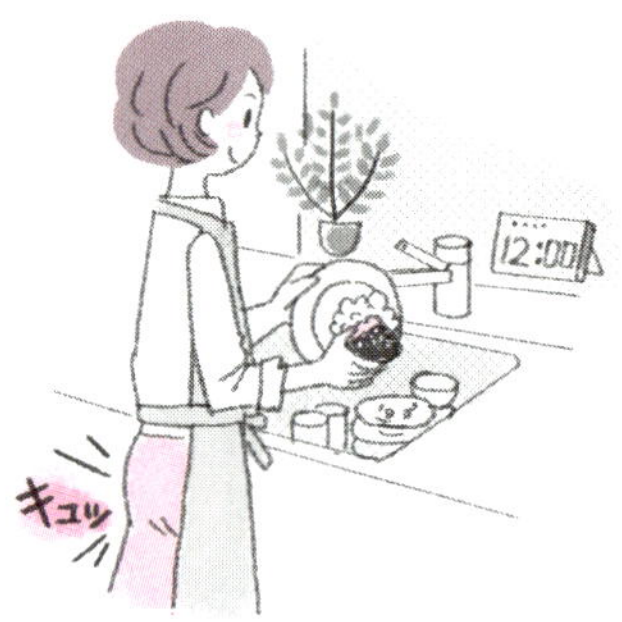
12:00
キュッ

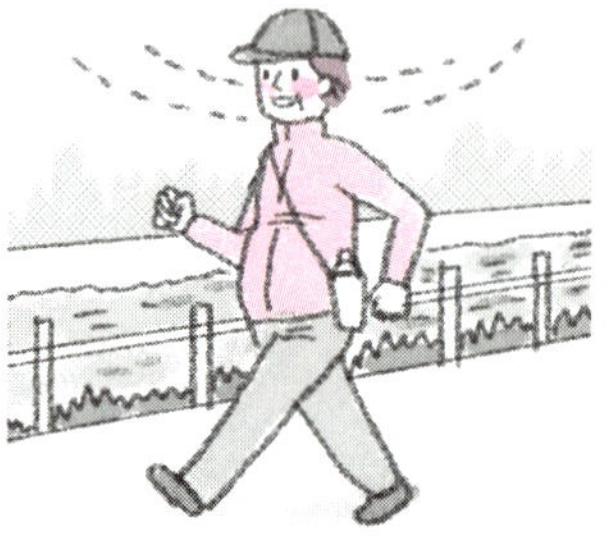

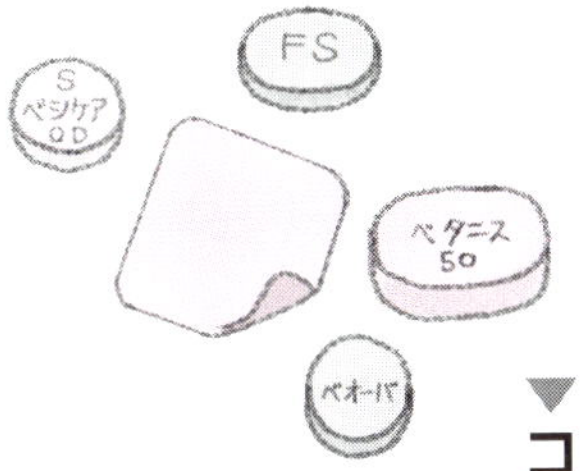
S
ベシケア
OD
FS
ベタニス
50
ベオーバ

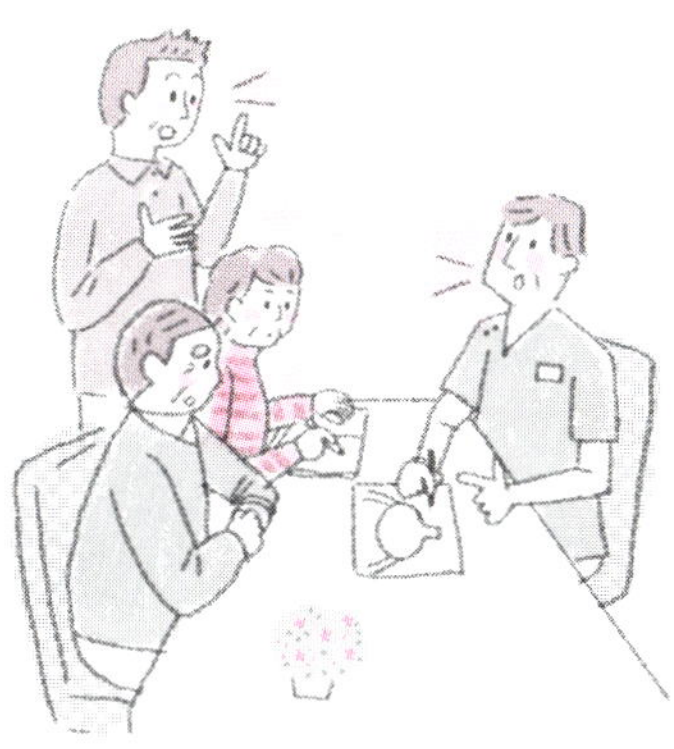

巻頭
チェック

がまんできない！ トイレが近い！

これって過活動膀胱!?

「トイレが近い」「トイレに間に合わない」といった症状に悩む人は男女問わず多くいます。こうした症状を招く病気のひとつが「過活動膀胱」です。まずは、あなたの症状をチェックしてみましょう。

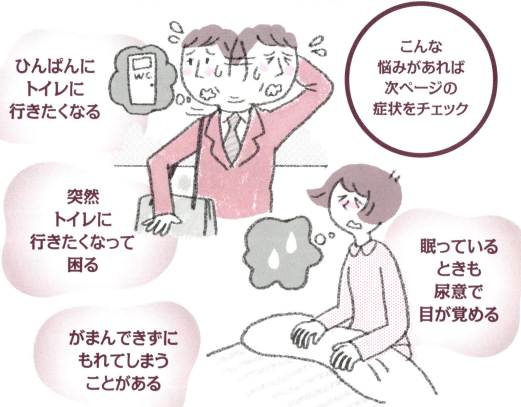

ひんぱんに
トイレに
行きたくなる

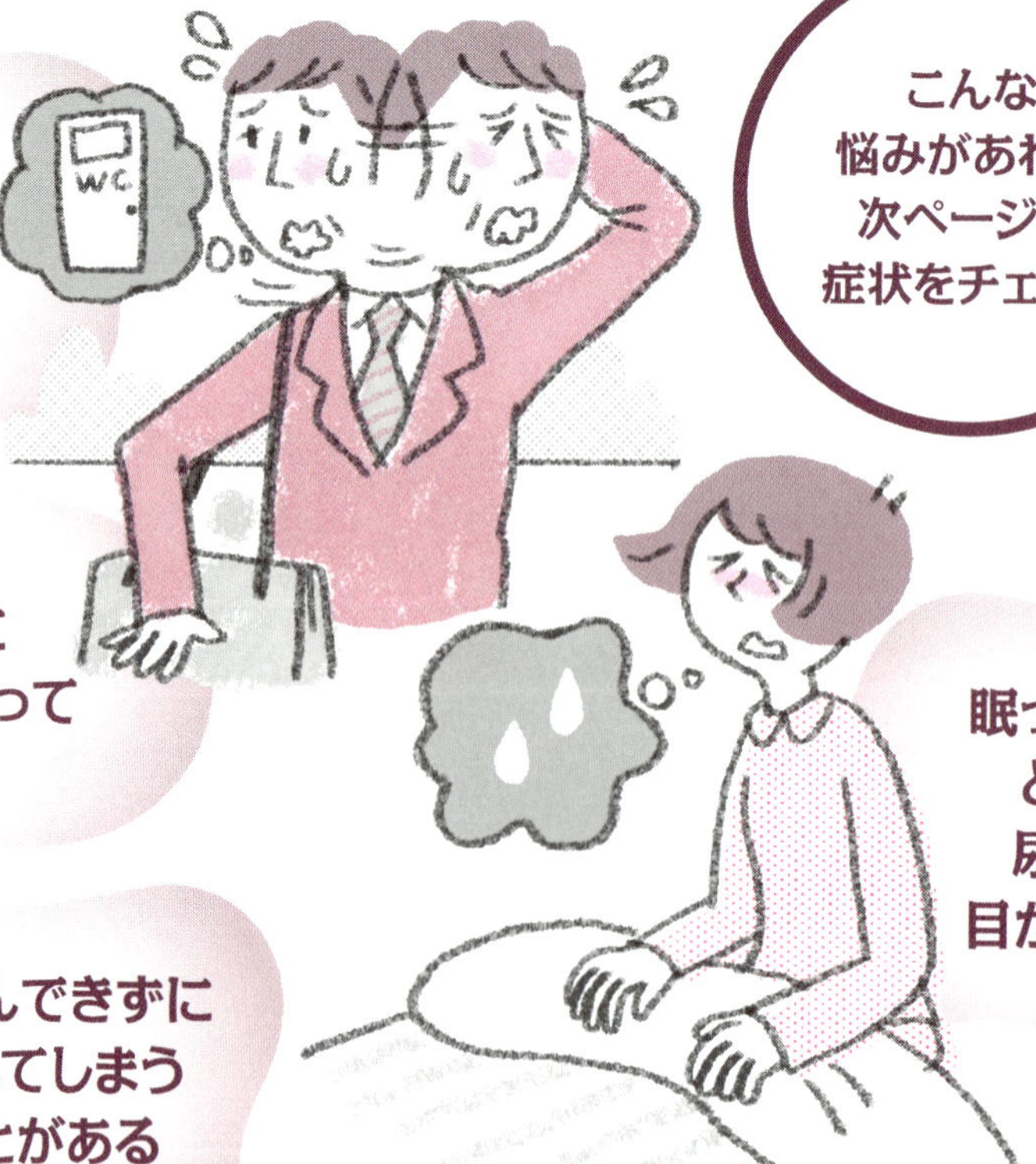

こんな
悩みがあれば
次ページの
症状をチェック

突然
トイレに
行きたくなって
困る

眠っている
ときも
尿意で
目が覚める

がまんできずに
もれてしまう
ことがある

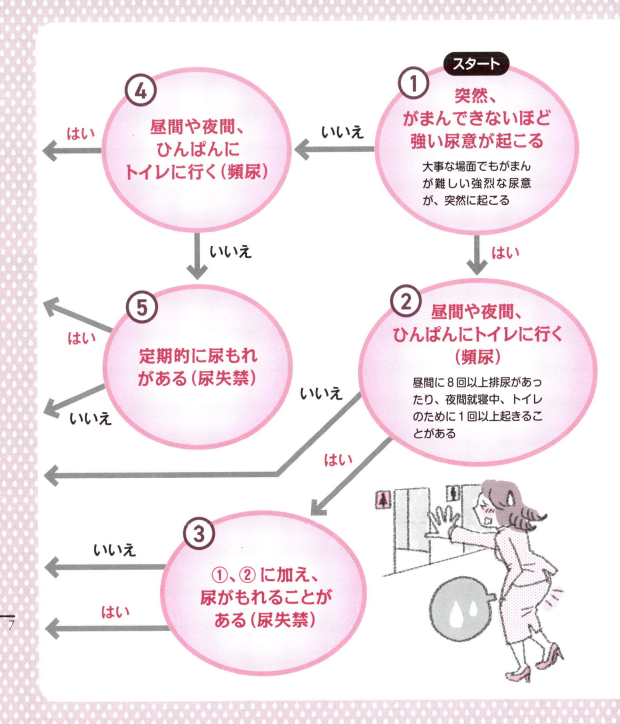

スタート

① 突然、がまんできないほど強い尿意が起こる

大事な場面でもがまんが難しい強烈な尿意が、突然に起こる

はい → ②
いいえ → ④

② 昼間や夜間、ひんぱんにトイレに行く（頻尿）

昼間に８回以上排尿があったり、夜間就寝中、トイレのために１回以上起きることがある

はい → ③
いいえ →

③ ①、② に加え、尿がもれることがある（尿失禁）

いいえ →
はい →

④ 昼間や夜間、ひんぱんにトイレに行く（頻尿）

はい →
いいえ → ⑤

⑤ 定期的に尿もれがある（尿失禁）

はい →
いいえ →

④「はい」から

◆考えられるのは

前立腺肥大症（→P18）

夜間頻尿（→P22）

間質性膀胱炎（→P26）

強烈な尿意はなく、頻尿だけがみられる場合は過活動膀胱ではありません。肥大した前立腺が尿道を圧迫する前立腺肥大症のほか、夜間頻尿、間質性膀胱炎などが考えられます。

⑤「はい」から

◆考えられるのは

腹圧性尿失禁（→P24）

腹圧性尿失禁の可能性があります。せきやくしゃみなどでおなかに力が加わったときに「ちょいもれ」が起こります。

②と⑤「いいえ」から

膀胱に違和感はあるのでしょうが、過活動膀胱ではないかもしれません。「がまんできないほど強い尿意」「頻尿」などの言葉の理解が誤っていることもあります。まずは本書を読んでみましょう。

③「はい」「いいえ」から

◆考えられるのは

過活動膀胱（→P10）

過活動膀胱の可能性があります。がまんできないほどの強い尿意が特徴で、頻尿や尿もれもみられます。加齢や生活習慣の乱れが主な原因ですが、行動療法や薬物療法で症状を改善することができます。

1

どうして起こる？
原因は何？

過活動膀胱の原因はじつにさまざま。「頻尿や尿もれといえば過活動膀胱」と思う人がいるかもしれませんが、ほかの病気を合併していたり、まったく違う病気が隠れていることもあります。まずは過活動膀胱とはどんな病気なのか、なぜ起こるのかを理解しましょう。

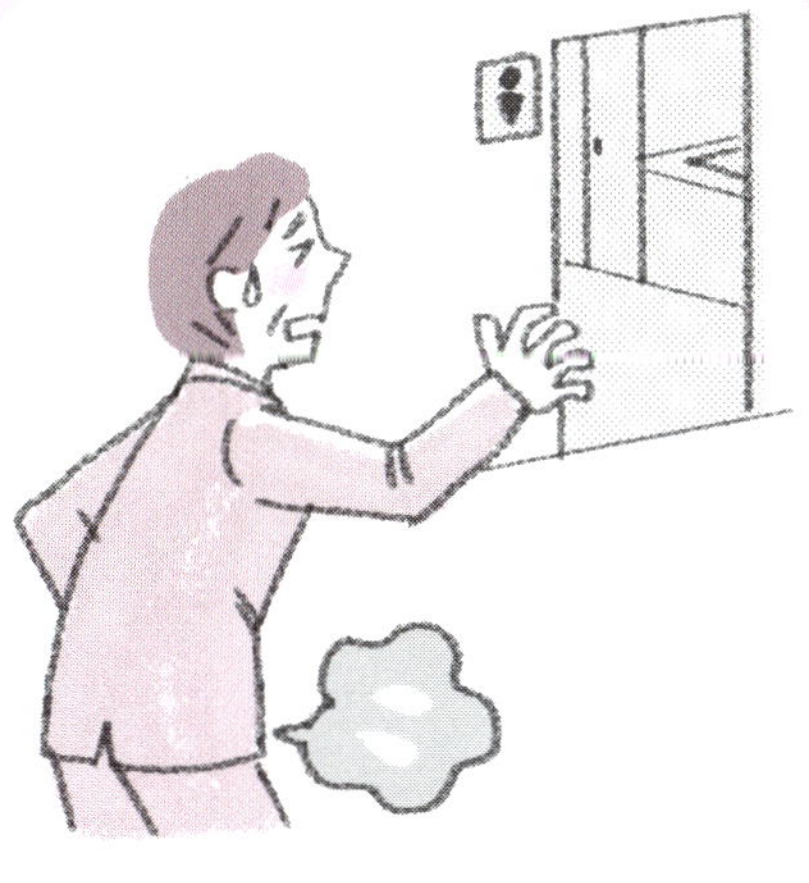

過活動膀胱とは

尿がたまっていないのに膀胱が収縮する

尿をためる膀胱と、尿を排出する尿道は連係して働いています。膀胱の急な収縮によってこの連係がうまくいかなくなるのが「過活動膀胱」です。

排尿のしくみ

体内の老廃物や余分な水分を腎臓でろ過したものが「尿」です。いったん膀胱にためられ、尿道から排出されます。

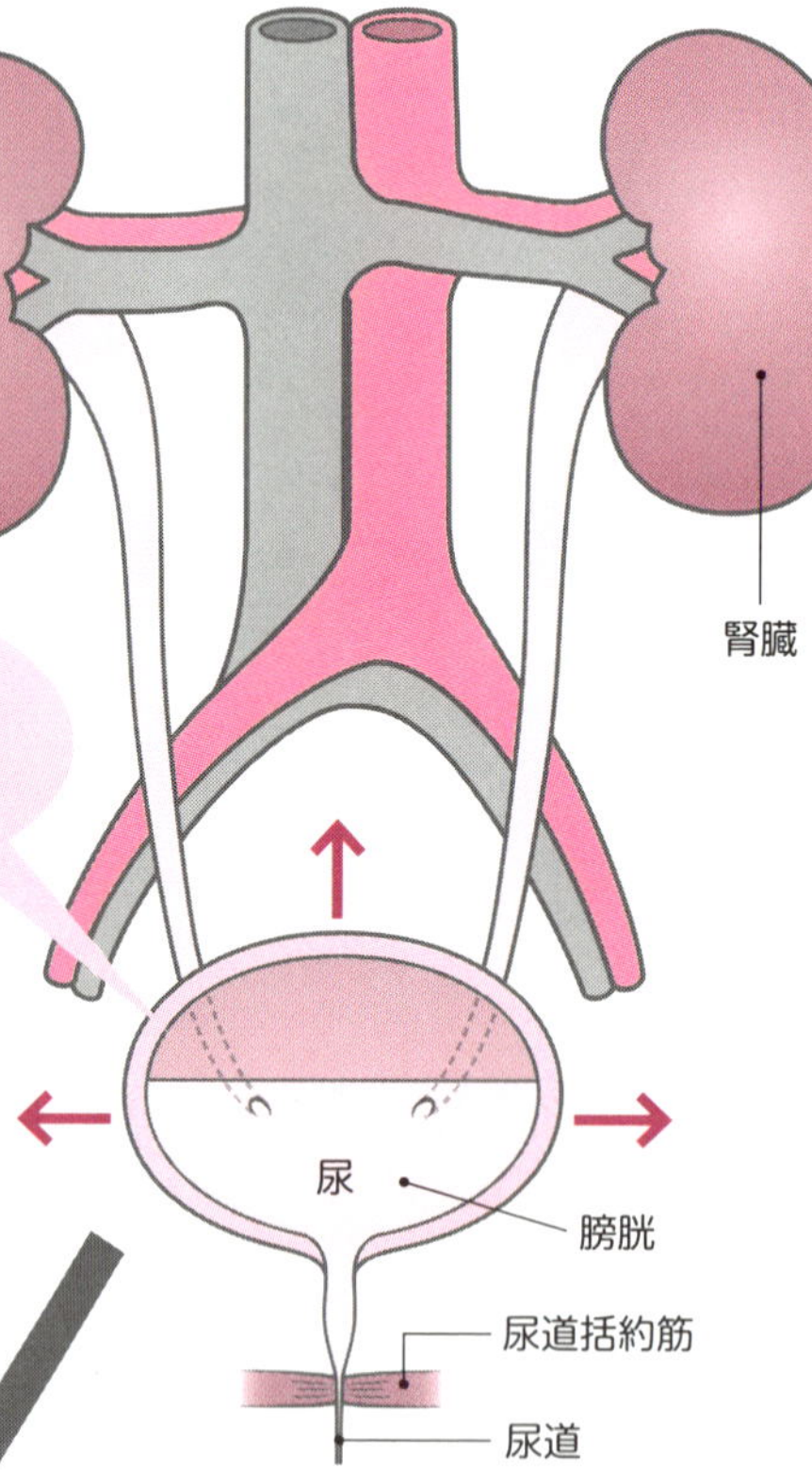

尿をためようと膀胱がゆるむ

尿をためるときは膀胱の筋肉がゆるむ一方で、尿道括約筋が締まります。そのため、尿がもれることはありません。一般的に最大400～500mLためられます。

一定量たまると収縮して排尿する

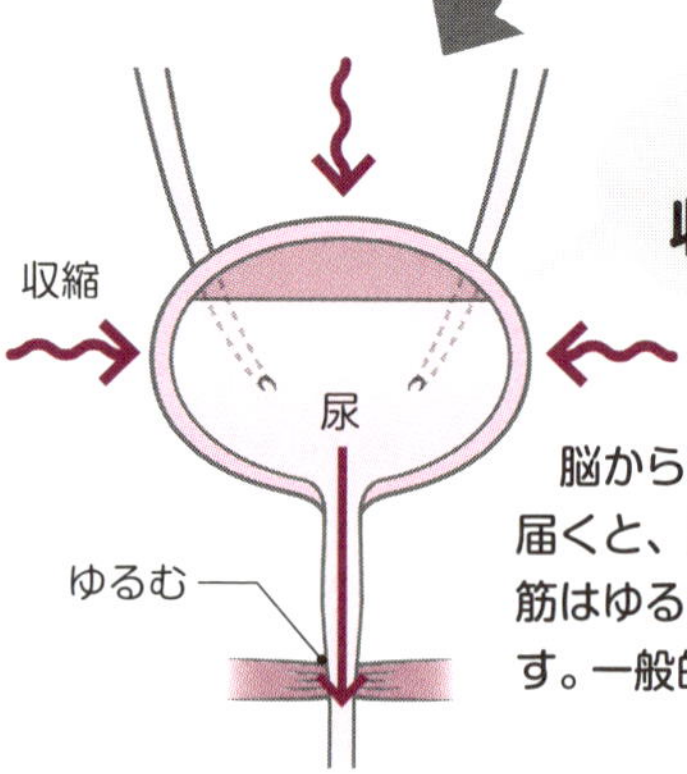

脳から「排尿してもいいよ」という信号が届くと、膀胱の筋肉が収縮します。尿道括約筋はゆるんで尿道が広がり、尿が排出されます。一般的に、21秒前後で排尿し終わります。

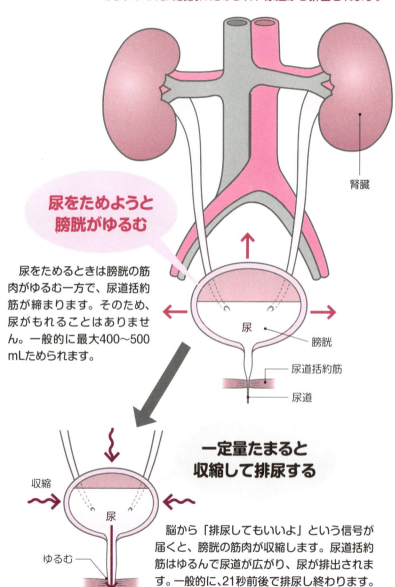

過活動膀胱とは

何らかの原因で膀胱が過敏になり、尿が十分にたまっていないのに、膀胱が収縮してしまいます。

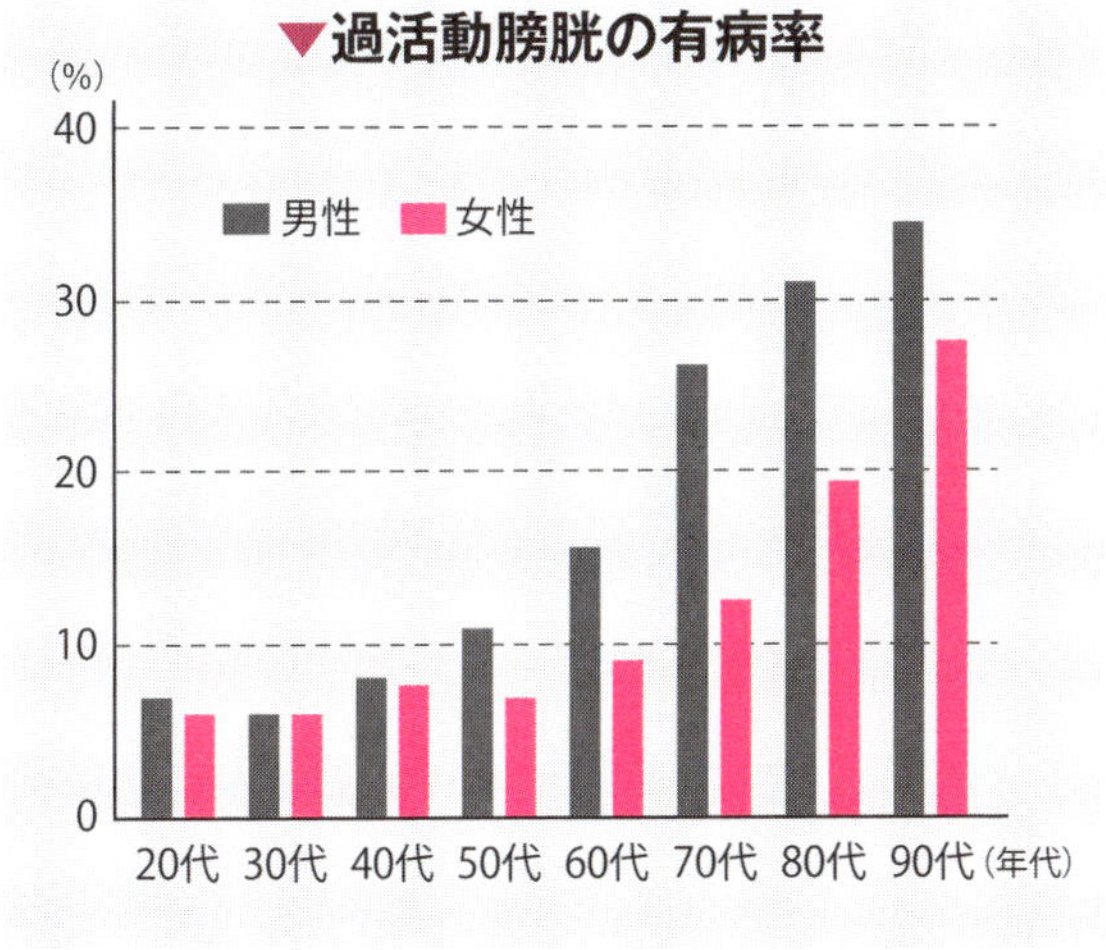

(Mitsui, T. et al. Int. J. Urol. 2024)

過活動膀胱は男性に多いが、70代以降は女性も大幅に増える。20歳以上では男性13.9%、女性9.8%の割合でみられる

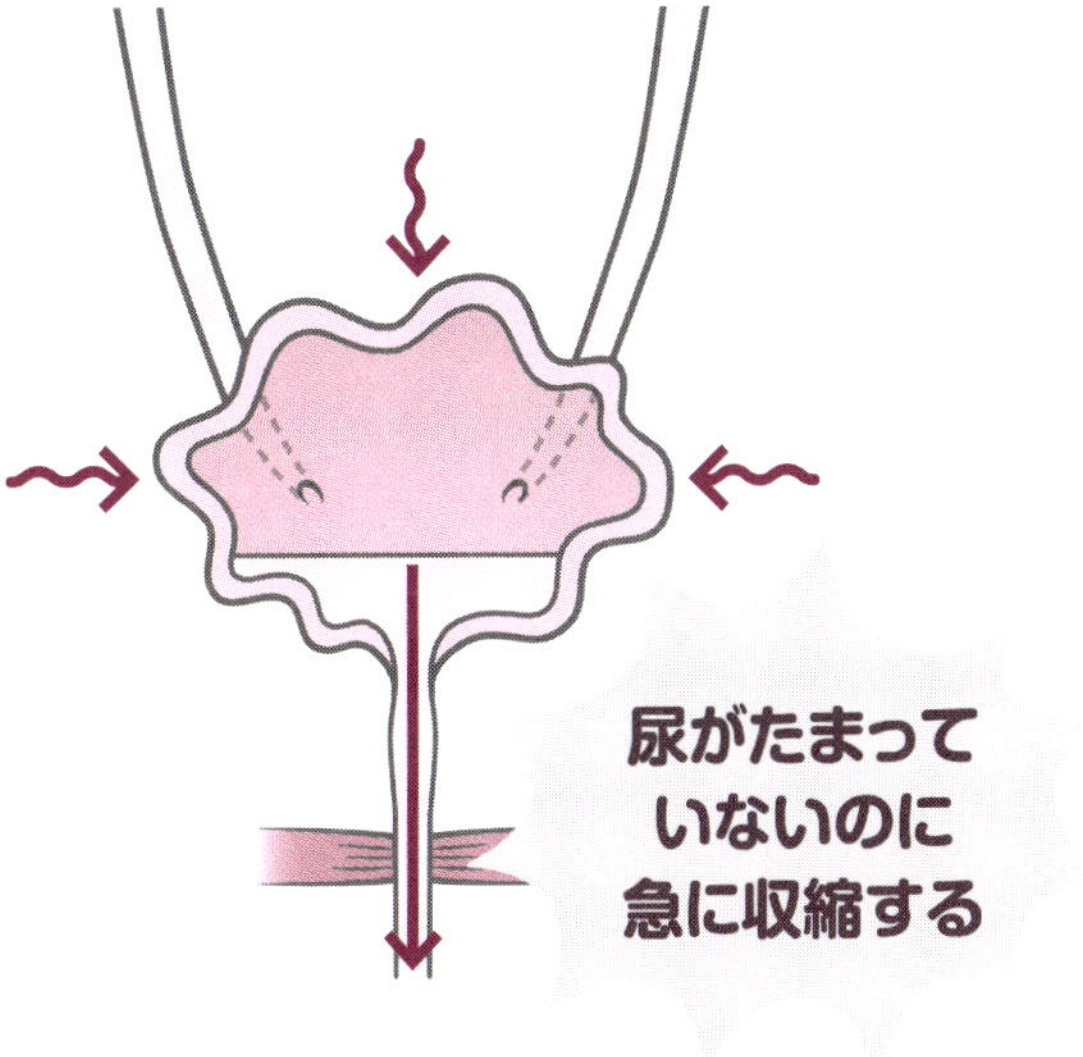

通常であれば軽い尿意を感じる程度の尿量（100～200mLくらい）しかたまっていないのに膀胱が収縮し、がまんできない尿意が突然起こります。

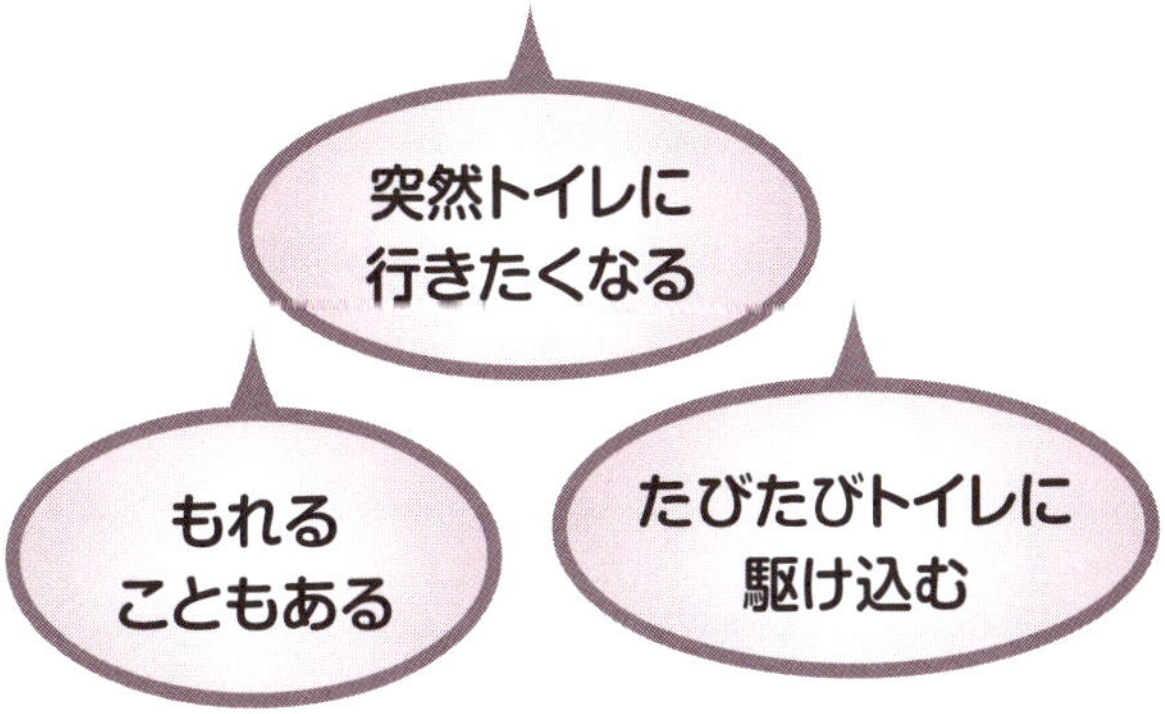

通常、尿意は５～10分かけてだんだん強くなり、もれることはない。過活動膀胱では、膀胱の収縮による強い尿意と、それに伴う頻尿が現れる（→P12）

男女問わず悩んでいる人は多い

過活動膀胱は症状から診断される病気で「がまんできない強い尿意があり、頻尿を伴う状態」と定義されています。加齢に伴って増える傾向があり、男性は五〇代以降、女性は七〇代以降に急激に増えます。一方で、二〇代の若者にも少なからずみられることがわかってきました。患者数は推定で約一三〇〇万人とされています。

症状①

突然の強い尿意と頻尿が起こる

頻尿があるからといって、必ず過活動膀胱と診断されるわけではありません。いちばん重要な症状は「突然起こる、がまんできないほど強い尿意」です。

基準となる症状は２つ

過活動膀胱は「尿意切迫感」が必ずあり、「頻尿」を伴います。可能性があるかどうか、まずは自分でチェックしてみましょう。

1 尿意切迫感

突然起こる、がまんできないほどの強い尿意

週1回以上の「尿意切迫感」が必ず現れます。大事な場面でもトイレに行かなければならないほどの強い尿意で、徐々に強くなる尿意とは異なります。

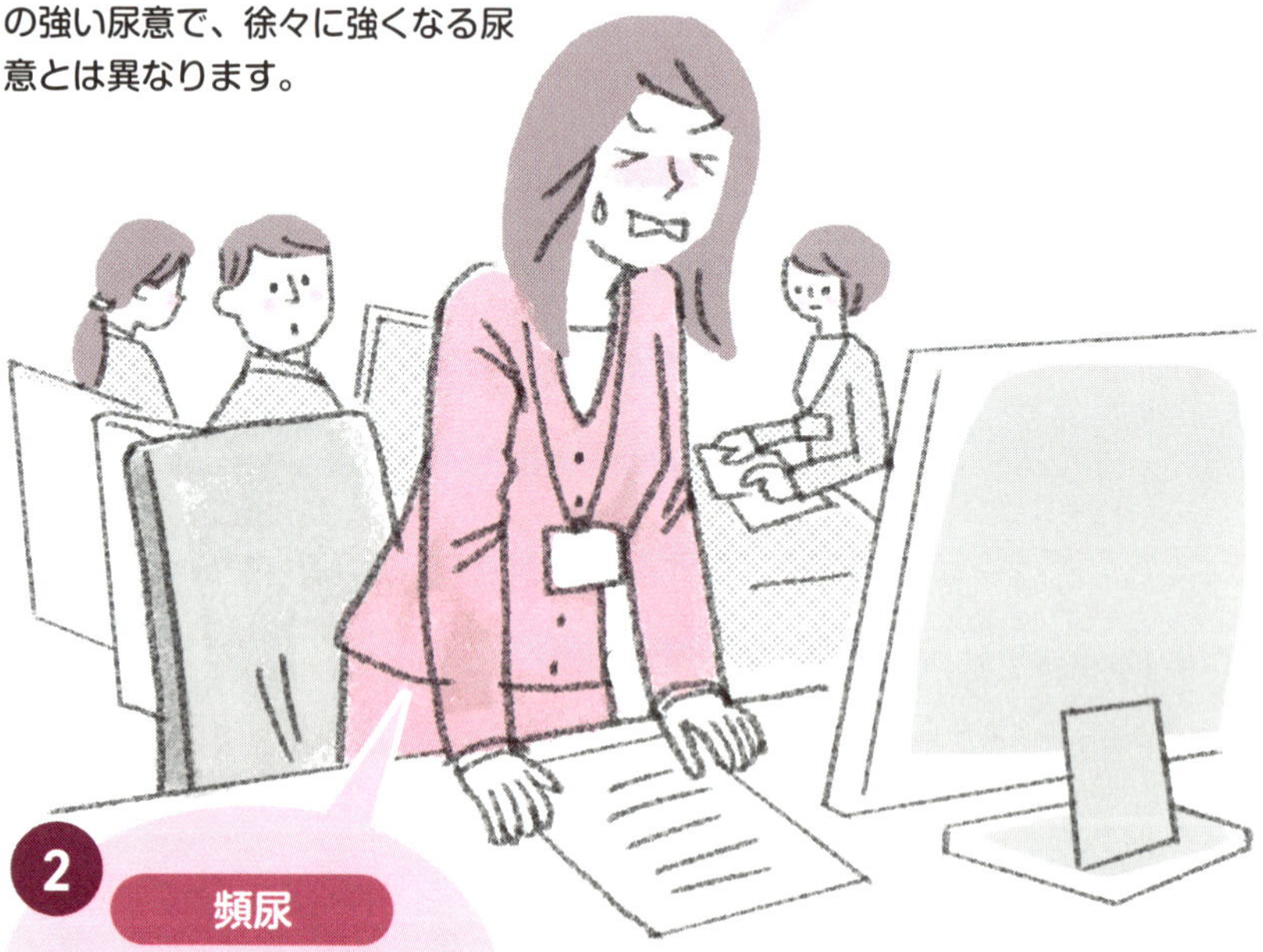

2 頻尿

ひんぱんにトイレに行く

昼夜を問わず頻尿がみられます。下記のどちらかひとつでも当てはまる場合は頻尿があると判断します。

昼間《ちゅうかん》頻尿 ▶ **1日8回以上**

朝起きてから寝るまでの間に、排尿が８回以上ある

夜間頻尿 ▶ **1回以上**

夜、就寝中にトイレに行きたくなって、１回以上起きる（→P22）

尿もれが起こることも

急いでトイレに行こうとしても、もれてしまうことがあります。これを「切迫性尿失禁」といい、もれる量が多いため、生活に支障をきたします。

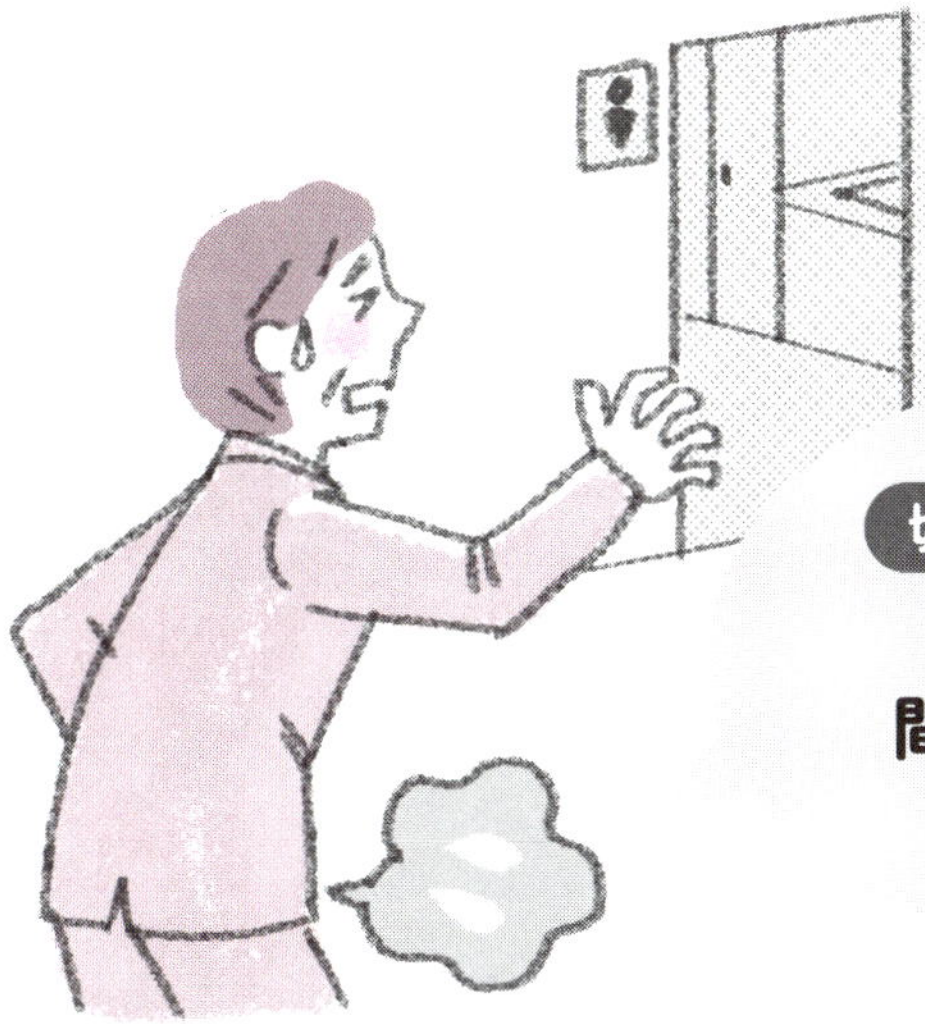

切迫性尿失禁

トイレに間に合わずもれる

従来、過活動膀胱で尿もれがある人とない人の割合は半々といわれていましたが、近年の調査では尿もれを伴う人が約70%と増えています。

外出への不安

不快感

もらしたことへの落ち込み

抑うつ

尿もれが強いストレスとなり、気分が落ち込んで何もする気になれない「抑うつ状態」が続くことがある

引きこもり

尿もれへの恐れから、乗り物での移動や人と会うことをためらうようになり、引きこもりがちに

フレイル

尿もれを恐れて引きこもったり、体を動かさなくなることで、心身が衰える。要介護へとつながる「フレイル」になるリスクが高くなる（→P40）

ケース

20代で発症したAさん

Aさんは20代で過活動膀胱を発症。尿もれへの不安が強く、就職試験は休養室で受けることになりました。無事に就職はできたものの、電車通勤が難しく退職することに。現在は在宅でできる仕事についています。

「またもれるかも」という恐怖感を抱く

過活動膀胱は、尿意切迫感と頻尿に加え、尿もれが起こることも多くあります。尿もれはショックが大きく、「またもれるかも」という恐怖感から「乗り物に乗れない」など生活に制限が出やすくなります。引きこもりなどにつながることもあります。

症状②

放っておくと高齢になって低活動膀胱に

過活動膀胱を放っておくと「低活動膀胱」になるのではないかという考え方に注目が集まっています。

低活動膀胱とは、いったいどのようなものなのでしょうか。

低活動膀胱とは

膀胱の筋肉が衰えて、収縮力が低下した状態をいいます。尿を押し出しにくくなり、自力での排尿が困難になります。

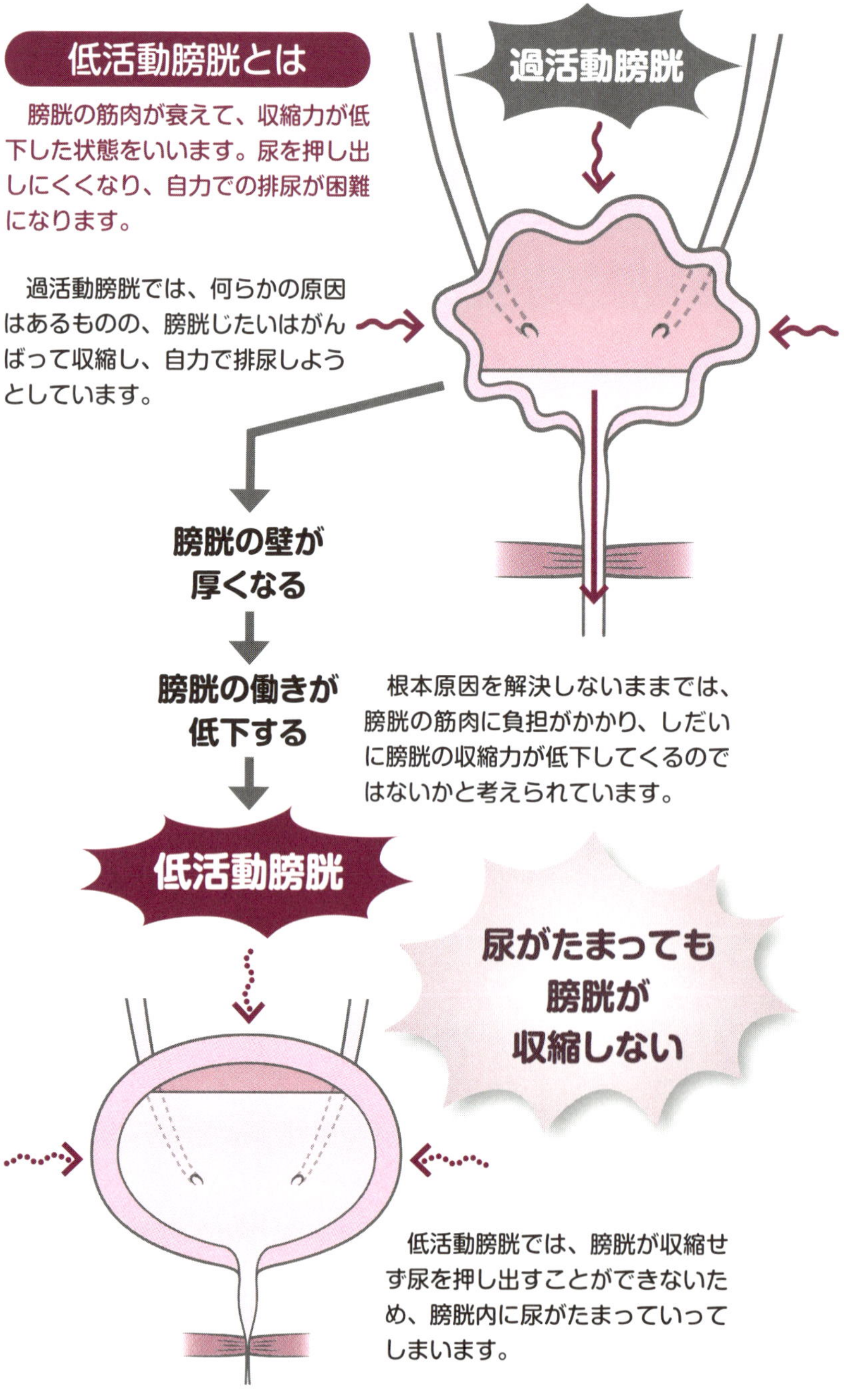

過活動膀胱では、何らかの原因はあるものの、膀胱じたいはがんばって収縮し、自力で排尿しようとしています。

根本原因を解決しないままでは、膀胱の筋肉に負担がかかり、しだいに膀胱の収縮力が低下してくるのではないかと考えられています。

低活動膀胱では、膀胱が収縮せず尿を押し出すことができないため、膀胱内に尿がたまっていってしまいます。

心不全とよく似ている

低活動膀胱のメカニズムは「心不全」と似ています。心筋ががんばって収縮していると、しだいに筋肉が肥大します。すると、収縮力が低下し、血液を全身に送り出せなくなって心不全に至ります。心肥大が心不全の前段階であるように、過活動膀胱は低活動膀胱の前段階というわけです。

心臓ががんばって働く

⇩

心筋が厚くなる（心肥大）

⇩

心臓の働きが低下する

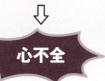

⇩

心不全

さまざまな症状が現れる

低活動膀胱では、下記のような症状が現れてくるといわれています。

膀胱の膨満感

膀胱内に尿がたまると、下腹部がパンパンになり、圧迫感や痛みを感じます。

尿が出なくなる

脳からの信号があっても、膀胱が十分に収縮することができず、尿を出せなくなります。

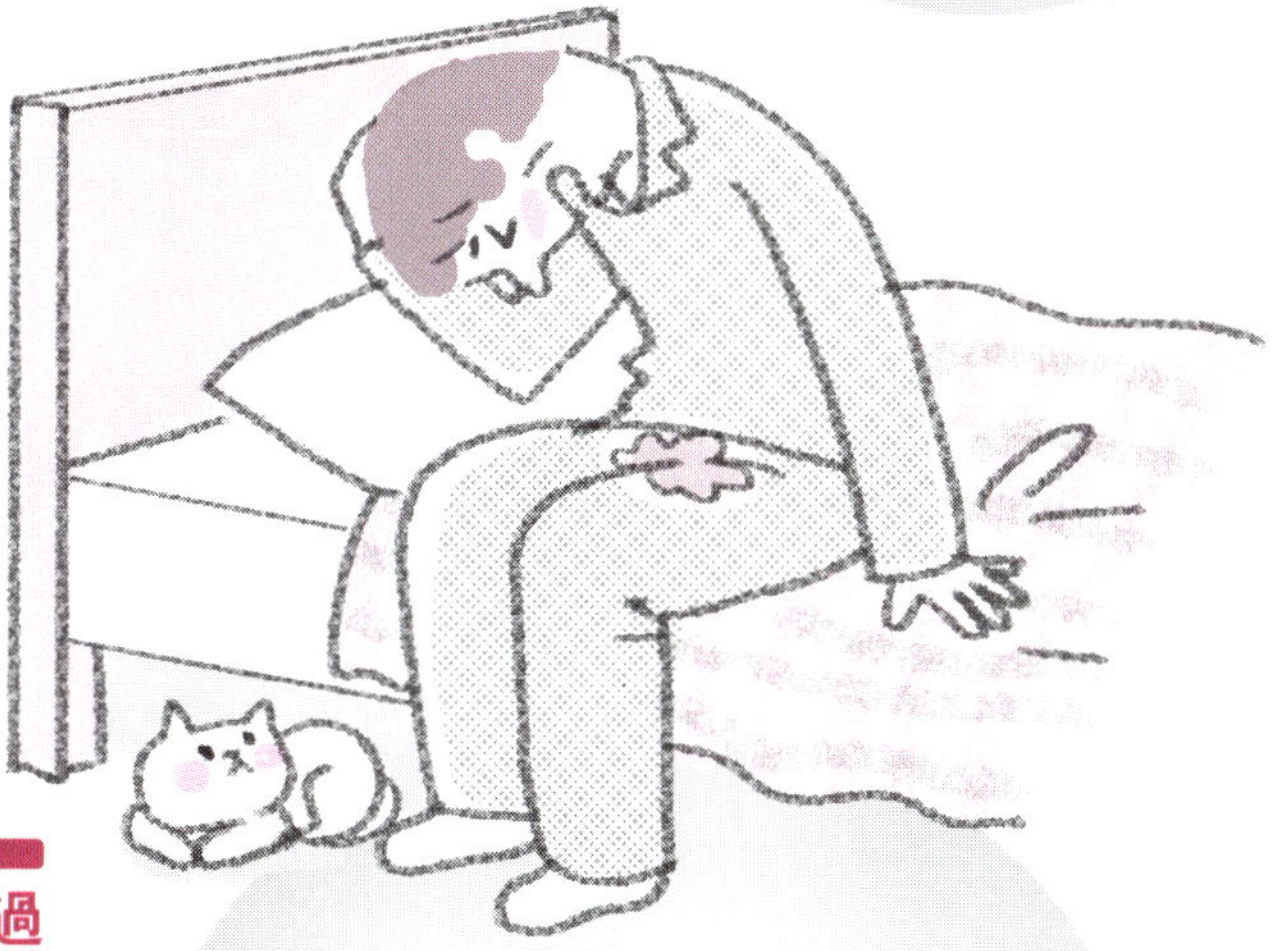

あふれ出る（溢流性《いつりゅうせい》尿失禁）

尿が少しずつあふれ出るようになります。尿意がなく、気づかないうちにもれています。

最終的には、尿道にカテーテル（細い管）を入れて、尿を排出しなければならなくなる

過活動膀胱の段階で対処することが大切

過活動膀胱を放っておくと、やがては膀胱の収縮力が低下する「低活動膀胱」に移行するのではないかという考え方が注目されています。八〇代、九〇代まで長生きできたとしても、低活動膀胱では自力での排尿ができなくなります。過活動膀胱の段階で、きちんと対処しておくことが重要だといえるでしょう。

原因

加齢や生活習慣の乱れが根底にある

過活動膀胱がどのように起こるのか、はっきりしたメカニズムはわかっていません。しかし、神経系の異常があるかどうかで、原因が分けられます。

原因は大きく２つある

過活動膀胱の原因は、神経に異常がある「神経因性」と神経に異常のない「非神経因性」の２つに大別できます。

[神経因性]

脳と膀胱・尿道は脊髄を介してつながっており、排尿をコントロールしています。この経路のどこかに異常があって起こるタイプです。

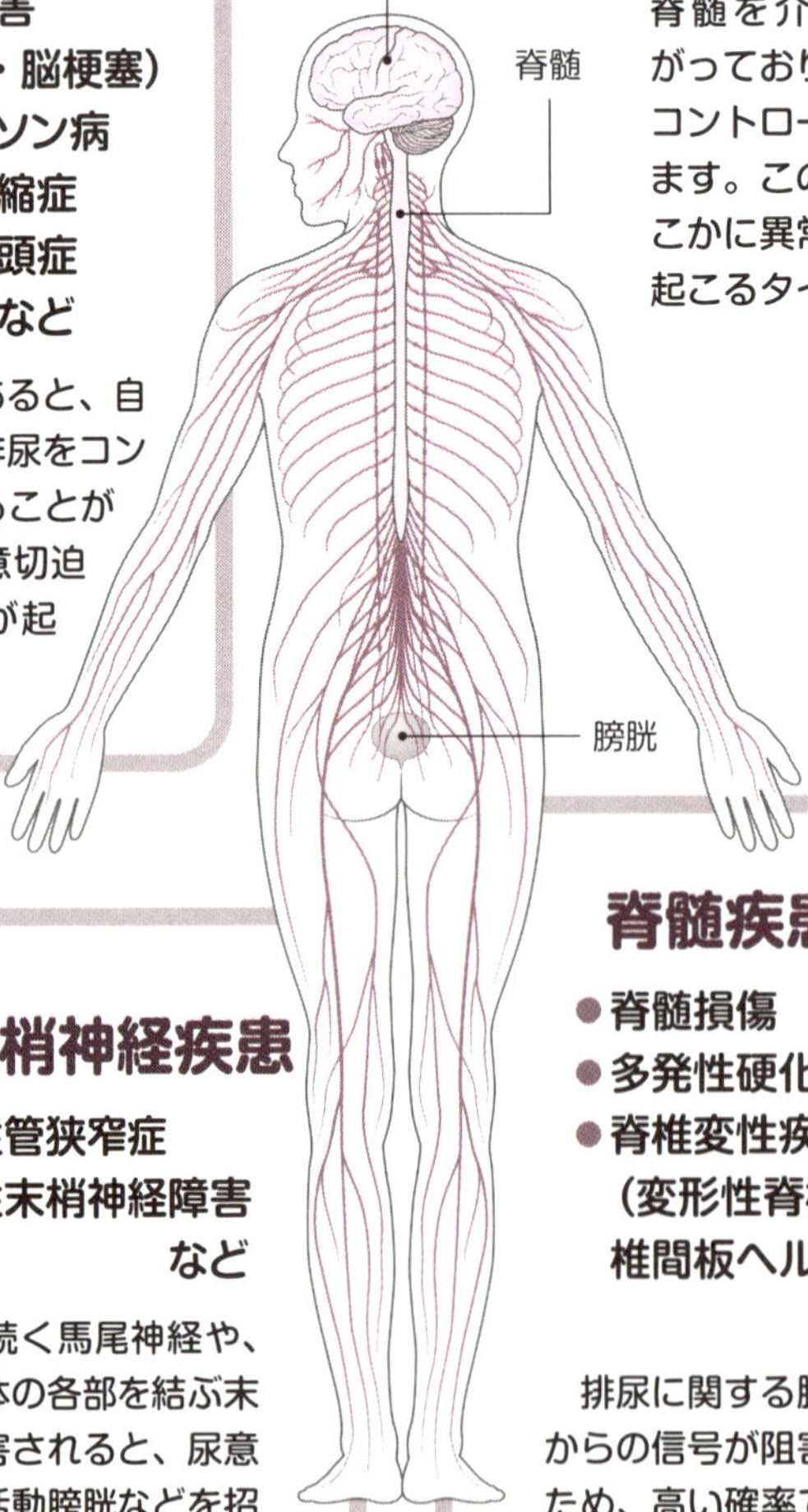

脳疾患

- 脳血管障害（脳出血・脳梗塞）
- パーキンソン病
- 多系統萎縮症
- 正常圧水頭症
- 脳腫瘍　など

脳疾患があると、自分の意思で排尿をコントロールすることが難しく、尿意切迫感や尿失禁が起こります。

脊髄疾患

- 脊髄損傷
- 多発性硬化症
- 脊椎変性疾患（変形性脊椎症・椎間板ヘルニア）　など

排尿に関する脳や脊髄からの信号が阻害されるため、高い確率で排尿障害が生じます。

馬《ば》尾《び》・末梢神経疾患

- 腰部脊柱管狭窄症
- 糖尿病性末梢神経障害　など

脊髄から続く馬尾神経や、脳や脊髄と体の各部を結ぶ末梢神経が障害されると、尿意の低下や過活動膀胱などを招くことがあります。

［ 非神経因性 ］

加齢、生活習慣の乱れ

加齢による尿道括約筋の衰えは、過活動膀胱の大きな原因。また、生活習慣の乱れから血流障害をきたすと、膀胱が過敏になり、小さな刺激で収縮を起こしやすくなります。

女性ホルモンの低下

腟の萎縮や頻尿・尿もれを招きます。女性ホルモンの低下による酸化ストレスは、過活動膀胱の原因のひとつとも考えられています。

前立腺肥大症

肥大した前立腺が尿道を圧迫することで、過活動膀胱になります（→P18）。

うつ病

うつ病の人には尿失禁が多いというデータがあることから、関連が考えられています。

骨盤底筋のゆるみ

膀胱や尿道、直腸、子宮などを支える骨盤底筋の衰えは、特に女性に多い原因です（→P20）。

本当は尿道に問題があるのかも

過活動膀胱は加齢とともに増えてきます。しかし「年をとるほど、膀胱の活動が過剰になる」というのは少し不思議です。

じつは、尿意切迫感と頻尿、それに伴う尿失禁の根本的な原因は膀胱ではなく、「尿道」にあるのではないかという考え方も出てきています。尿道を引き締める尿道括約筋が加齢とともに衰えることで、こうした症状が現れてくるというものです。これを「低活動尿道」といいます。

ケース

腰の痛み・しびれとともに頻尿が……

70代のBさんは「腰部脊柱管狭窄症」による足のしびれで、長く歩くことが難しくなっていました。治療をためらっているうちに、やがて尿意切迫感や頻尿も現れるように。受診したところ、神経因性の過活動膀胱だとわかりました。

男性の場合

前立腺肥大症が原因の大半を占める

男性の過活動膀胱の主な原因は「前立腺肥大症」です。前立腺肥大症の人の約半分は、過活動膀胱を合併するといわれています。

五〇歳以上の男性なら誰でも起こる可能性がある

前立腺肥大症は五〇代なら三割、七〇代では七割にみられ、特に肥満や糖尿病のある人はなりやすいことがわかっています。「尿の出が悪くなる」のが主な症状ですが、約半数は尿意切迫感などがあり、過活動膀胱を合併するとされます。

前立腺肥大症とは

男性特有の臓器である前立腺が肥大する病気です。メカニズムは解明されていませんが、大きな原因は加齢です。男性ホルモンも関与しているとされています。

前立腺肥大症

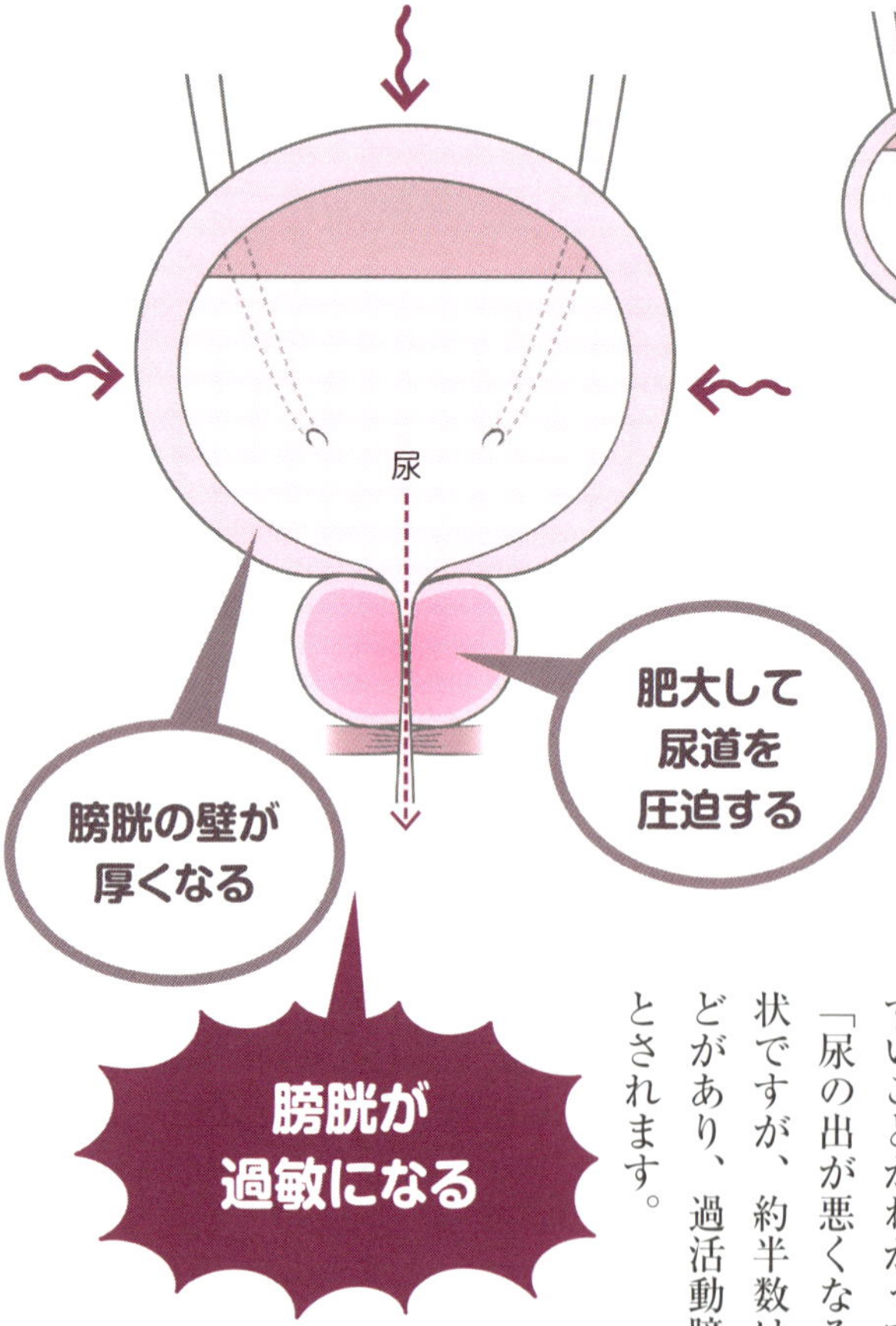

正常な前立腺

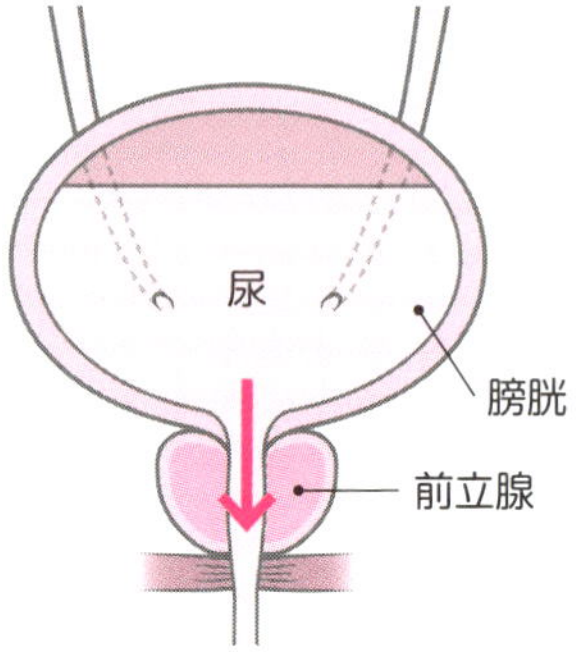

前立腺は男性のみにある臓器で、膀胱の出口に尿道を取り囲むように位置する。精液の一部となる前立腺液をつくる

前立腺が肥大すると尿道が圧迫されて尿が出にくくなります。また、血流障害や膀胱の筋肉に変性が生じて膀胱が過敏になり、過活動膀胱を起こします。

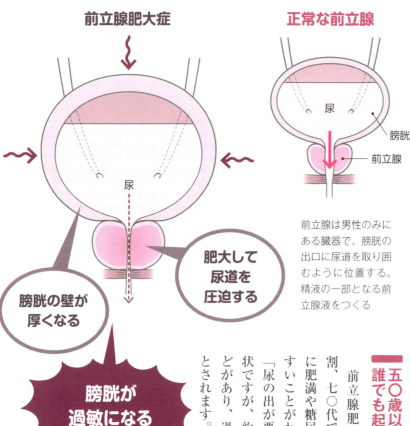

7つの症状から判定される

前立腺肥大症の診断には下記の「国際前立腺症状スコア（IPSS）」が利用されます。尿トラブルのある男性はチェックしてみましょう。

排尿後のちょいもれも症状のひとつ

前立腺肥大症では、「排尿後のちょいもれ（排尿後尿滴《にょうてき》下《か》）」もよくみられる。これを防ぐ方法として「ミルキング」がある。排尿後、陰茎のつけ根あたりから先に向かって指でしごき、尿道内に残った尿を絞り出す

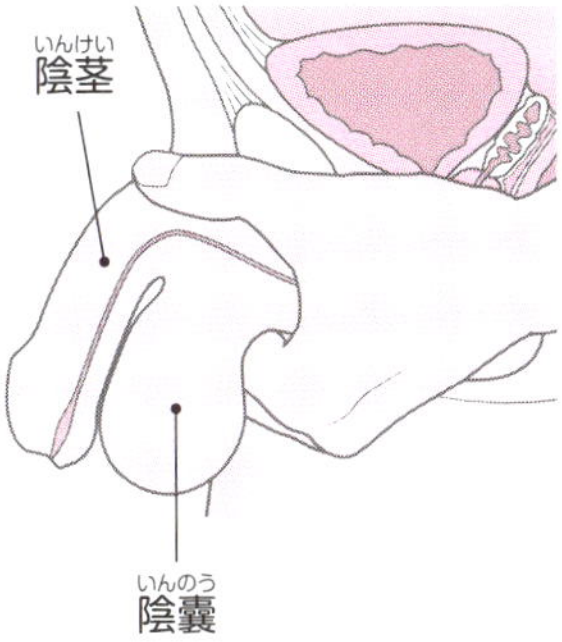

	全くない	5回に1回の割合未満	2回に1回の割合未満	2回に1回の割合程度	2回に1回の割合超	ほとんどいつも
①この1ヵ月間に、排尿後にまだ尿が残っている感じがありましたか	0	1	2	3	4	5
②この1ヵ月間に、排尿後2時間以内にもう一度しなくてはならないことがありましたか	0	1	2	3	4	5
③この1ヵ月間に、排尿途中に尿が何度も途切れることがありましたか	0	1	2	3	4	5
④この1ヵ月間に、尿をがまんするのが難しいことがありましたか	0	1	2	3	4	5
⑤この1ヵ月間に、尿の勢いが弱いことがありましたか	0	1	2	3	4	5
⑥この1ヵ月間に、尿をし始めるためにおなかに力を入れることがありましたか	0	1	2	3	4	5
⑦この1ヵ月間に、夜寝てから朝起きるまでに、ふつう何回尿をするために起きましたか	0回…0	1回…1	2回…2	3回…3	4回…4	5回以上…5

①〜⑦合計

合計が

0〜7点 軽症

8〜19点 中等症

20〜35点 重症

（日本泌尿器科学会『男性下部尿路症状・前立腺肥大症診療ガイドライン』2017より作成）

過活動膀胱の症状は②・④・⑦です。それ以外の症状もあれば、前立腺肥大症の可能性があります。前立腺肥大症は薬や手術により改善が可能です（→P76〜79）。

女性の場合

骨盤底筋のゆるみが原因となる

女性の過活動膀胱の原因として、いちばんに挙げられるのが「骨盤底筋のゆるみ」です。膀胱などを支える骨盤底筋が加齢に伴ってゆるむことで、過活動膀胱が起こりやすくなります。

誰でも年とともにゆるんでくる

全身の筋肉は、年とともに衰えてくるもの。骨盤底筋も加齢に伴ってゆるんできます。すると、尿道を締める力も弱くなり、過活動膀胱が起こりやすくなります。

男女ともにみられますが、妊娠・出産の影響も大きく、女性に顕著です。

骨盤底筋とは

骨盤底筋はハンモックのように骨盤内の臓器を支える筋肉です。しかし、加齢や妊娠・出産などでゆるんでしまい、過活動膀胱の原因になります。

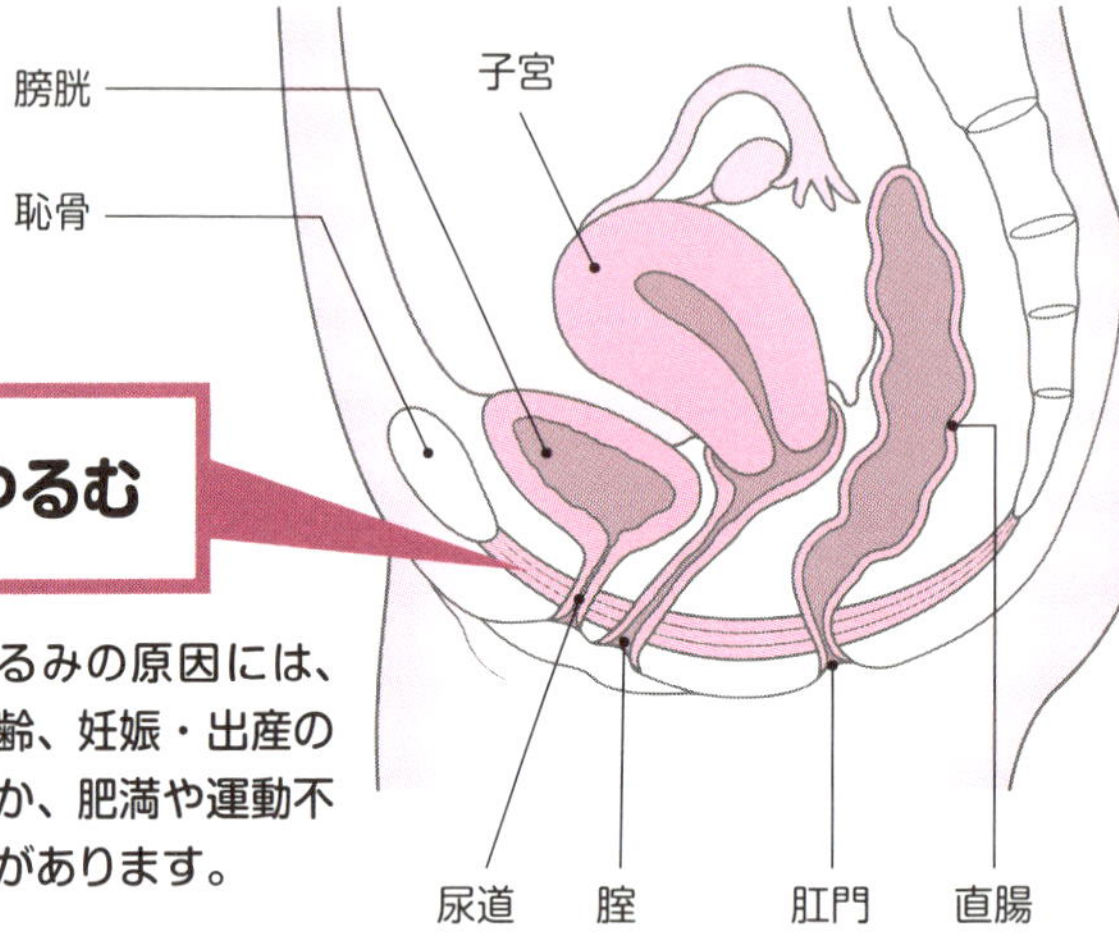

骨盤底筋は男女ともにある。複数の筋肉から成るので「骨盤底筋群」ともいう

骨盤底筋がゆるむ

↓

ゆるみの原因には、加齢、妊娠・出産のほか、肥満や運動不足があります。

尿道を締める力が弱くなる

↓

膀胱が収縮しやすくなる

骨盤底筋がゆるむと、尿道を締める力も弱くなって尿がもれやすくなります。また、尿道がゆるむことで膀胱が収縮しやすくなり、過活動膀胱が起こります。

骨盤臓器脱とは

骨盤底筋が骨盤内の臓器を支えきれなくなると、臓器が体外に出てきます。これが「骨盤臓器脱」です。下記の４タイプがあり、膀胱瘤《ぼうこうりゅう》と子宮脱がよくみられます。

●膀胱瘤 膀胱が腟のほうにはみ出す。骨盤臓器脱のなかで最も多いタイプ

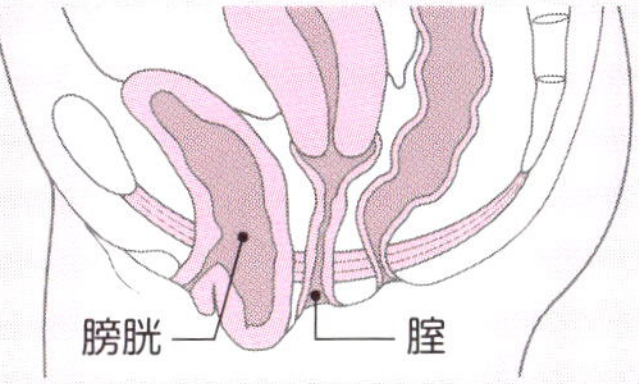

●子宮脱 腟から子宮がはみ出す

●直腸瘤 直腸が腟のほうにはみ出す

●小腸瘤 腟から小腸がはみ出す。子宮全摘出術後に多く、腟断端脱《ちつだんたんだつ》ともいう

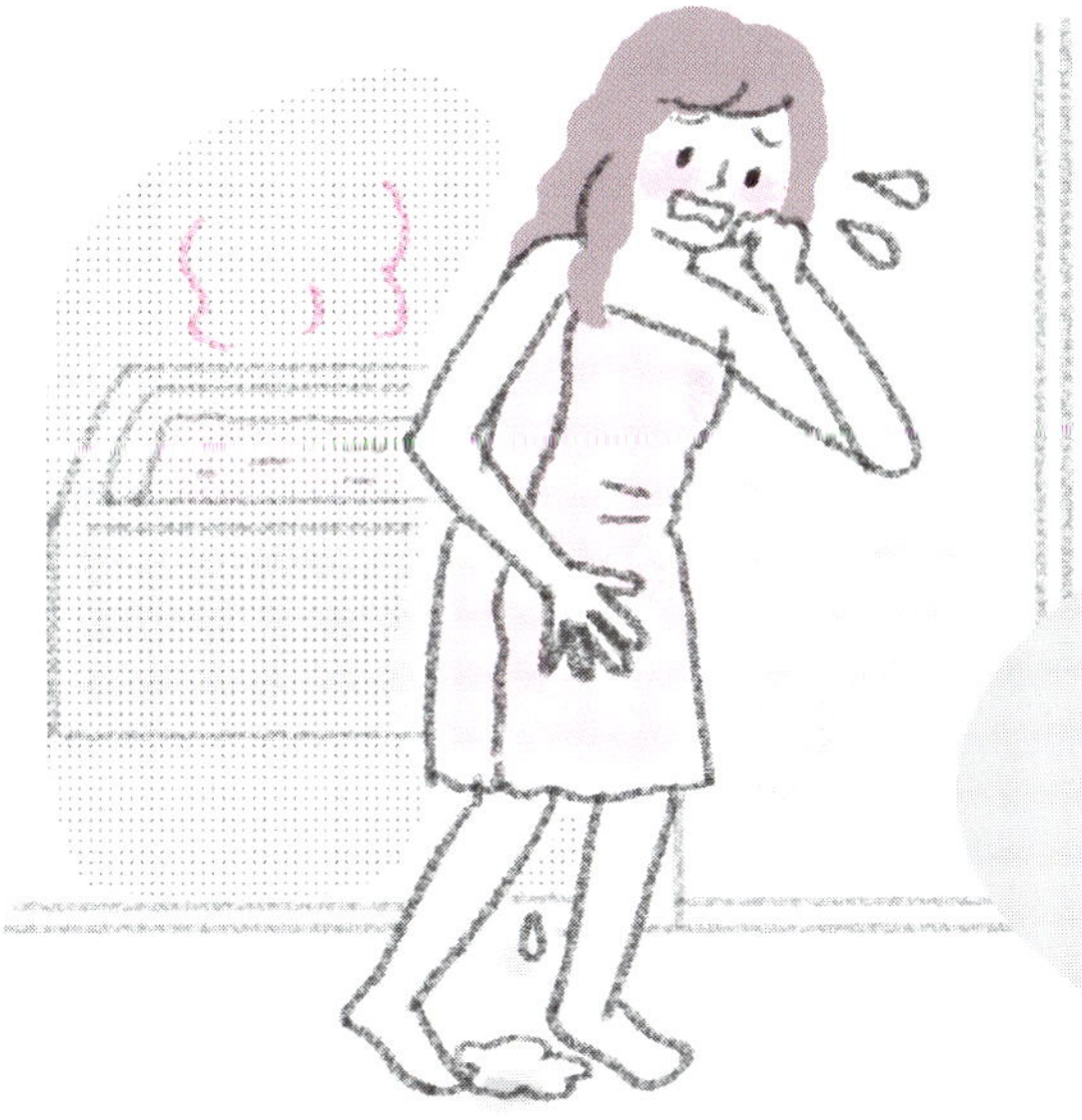

過活動膀胱以外の症状に注目

骨盤底筋のゆるみがあると、過活動膀胱以外にも、さまざまな症状が現れます。下記に当てはまるなら、骨盤底筋のゆるみがあると考えられます。

せきやくしゃみをすると尿がもれる

せきやくしゃみ、大笑いをしたときや重い物を持ち上げたときに尿がもれることがあります。これを「腹圧性尿失禁」といい、骨盤底筋のゆるみが原因です(→P24)。

股の間に「何か」が出ている

骨盤底筋のゆるみによって臓器が体外に脱出する「骨盤臓器脱」があると、股の間に何か挟まっていたり、何かが下りてきたりするような不快感が現れます。

腟からお湯がもれる

骨盤底筋がゆるむと、腟を締める力も弱まります。そのため、入浴時にお湯が腟内に入りやすく、入浴後に腟からお湯がもれ出てきます。

似ている病気①

夜間頻尿で、夜何度もトイレに起きる

夜間に何度もトイレに起きてしまう「夜間頻尿」は、過活動膀胱とは異なります。過活動膀胱の場合は強い尿意があり、昼間も頻尿があるのが特徴。「いつ頻尿になるのか」の見極めが大切です。

夜間頻尿とは

夜、就寝中に起きてトイレに行くことがある状態をいいます。

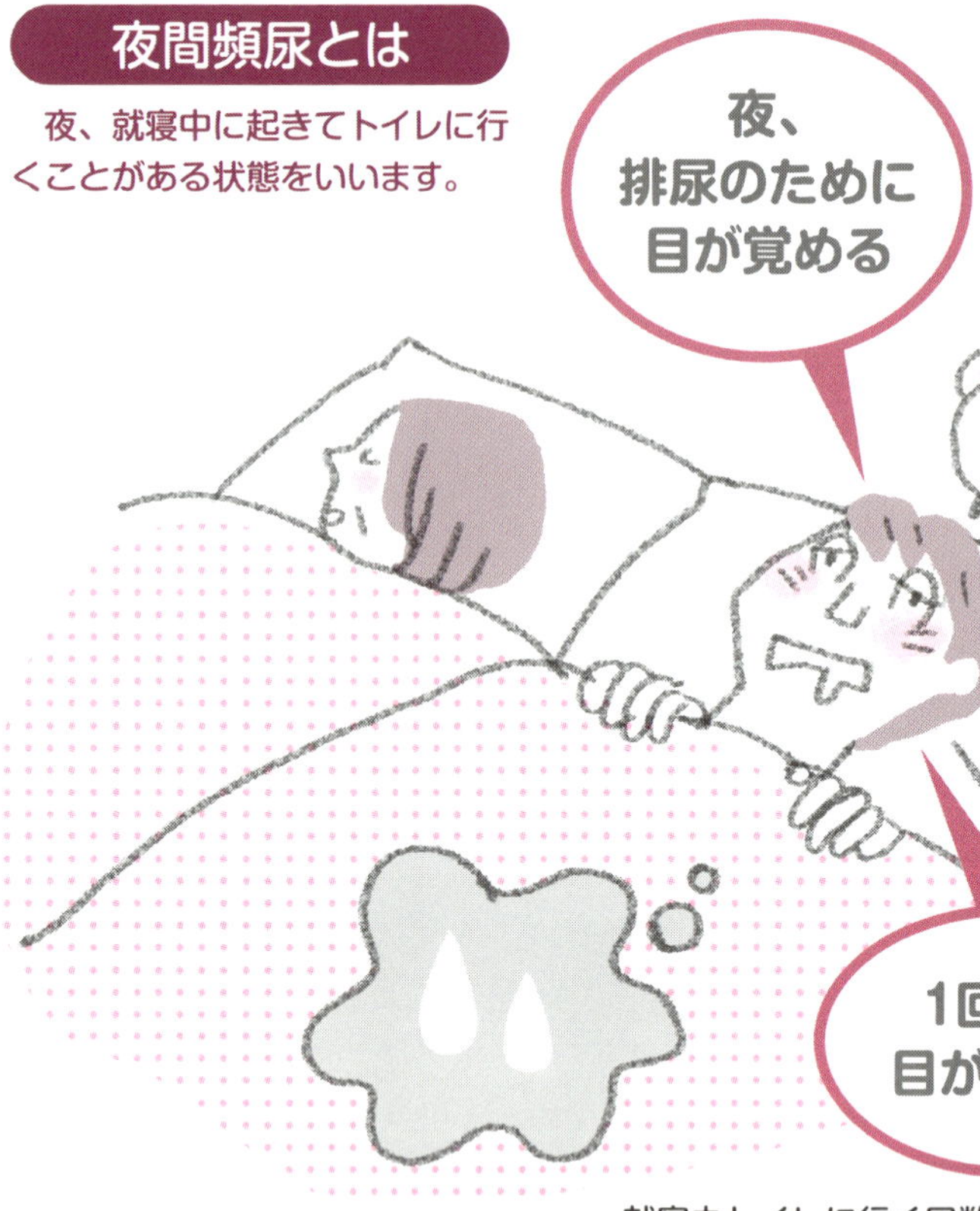
夜、
排尿のために
目が覚める
1回以上
目が覚める

就寝中にトイレに行きたくなって目が覚めます。

就寝中トイレに行く回数が２回以上になると、受診する人が多くなります。

原因❶

多尿、夜間多尿

つくられる尿量が増えれば頻尿になる。24時間の尿量が増える「多尿」と、夜間だけ増える「夜間多尿」がある。多尿の場合は、昼間も頻尿になる。水分のとり過ぎや抗利尿ホルモンの分泌異常、利尿薬などで起こる

原因❷

膀胱蓄尿障害

加齢によって膀胱の筋肉がしなやかさを失って、尿がためられなくなると、夜も昼も頻尿になる。過活動膀胱や前立腺肥大症、骨盤底筋のゆるみなどによっても起こる

原因❸

睡眠障害

加齢で睡眠が阻害されると、夜中にたびたび目が覚める（中途覚醒）。それによってトイレに行く回数が増える。頻尿だけでなく、睡眠障害に対する治療が必要

治療法

ふだんの生活が夜間頻尿につながっていることも。下記の３つに気をつけて過ごしてみましょう。多尿や夜間多尿なら、これだけで改善するはずです。

水分コントロール

食事に含まれる水分を除き、１日の水分摂取量は1000～1500㎖が一般的。アルコールやカフェインを含む飲み物は尿量を増やすうえ、眠りも妨げるので注意しましょう。

運動習慣

ウォーキングなどの運動をおこないましょう。体内にたまった水分の循環を促して余分な水分を汗として排出し、夜間の尿量を減らす効果が期待できます。睡眠の改善にもつながります。

塩分制限

塩分をとり過ぎると、体内から余分な塩分を排出するために、尿量が増えます。漬物や塩辛、たらこなどの加工品は控え、薄味を心がけましょう。

原因を調べるには

夜間頻尿の原因を調べるために役立つのが「排尿日誌（→P44）」です。排尿した時刻や尿量を最低２～３日間記録します。原因に合わせた対策が立てられるので、ぜひ試してみてください。

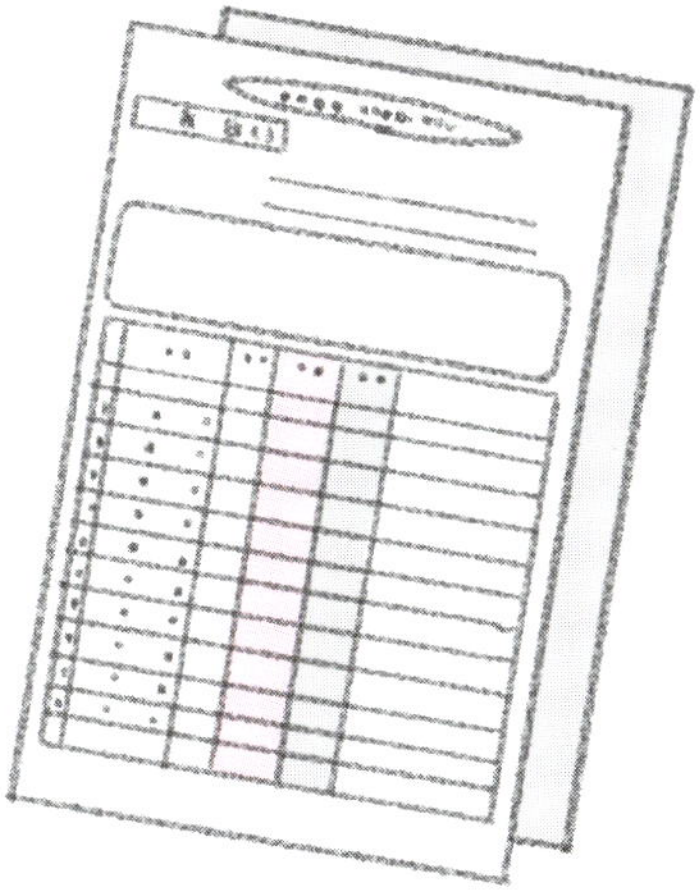

いびきがある場合は「睡眠時無呼吸症候群」、むずむず感がある場合は「むずむず脚症候群」の可能性がある。睡眠外来で相談を

ケース

昼間は平気なのに、夜だけ何度もトイレに

60代のCさんは、夜トイレに起きる回数が増えて「過活動膀胱かも」と思っていました。しかし排尿日誌で夜間だけの頻尿であることがわかり、生活の見直しを開始。徐々にトイレに起きる回数が減ってきたそうです。

尿トラブルのなかで悩んでいる人が最も多い

夜間頻尿は非常に多い尿トラブルで、高齢になるほど増えていきます。慢性的な睡眠不足となり、ＱＯＬ（生活の質）を低下させます。また、トイレに行くときに転倒するリスクもあります。

過活動膀胱でも夜間の頻尿は起こりますが、昼間もあるのが特徴です。頻尿が夜間だけなのか、昼夜か、昼間だけなのか、パターンをきちんと調べることが大切です。

似ている病気②

女性は腹圧性尿失禁でもれていることも

くしゃみをしたり、体を動かしたりしたときに起こる少量の尿もれを、「腹圧性尿失禁」といいます。女性に多く、過活動膀胱による切迫性尿失禁（→P13）を合併している人も少なくありません。

五〇代以上の女性に特に多い

おなかに力が入ったときに尿がもれてしまう「腹圧性尿失禁」は、多くの女性にみられるトラブルです。二〇二四年の疫学調査によると、三〇代の女性で約二五％、五〇代〜六〇代では三〇％近くにみられ、八〇代では約四五％に上っています。

腹圧性尿失禁とは

腹圧性尿失禁の原因は、骨盤内の臓器を支える「骨盤底筋のゆるみ」です。せきやくしゃみなど、腹圧がかかったときにもれるのが特徴です。

腹圧がかかる

例
- せきやくしゃみ
- 笑う
- 重いものを持ち上げる
- ジャンプする

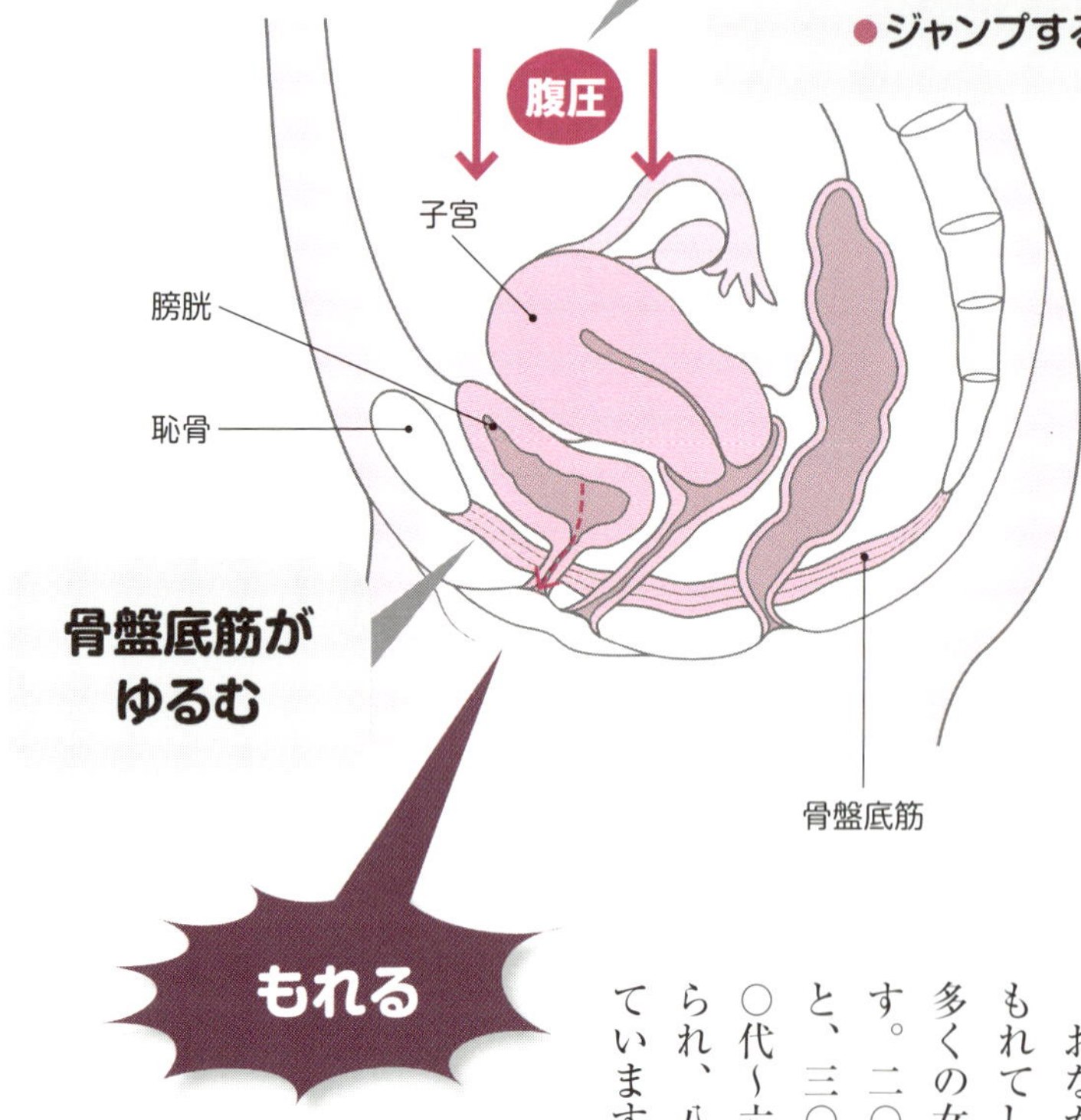

骨盤底筋がゆるんでいると、膀胱や尿道を正しい位置に保つことができず、それらが下がってしまいます。すると尿道がうまく締まらず、腹圧で膀胱が押されたときに尿がもれ出てきます。

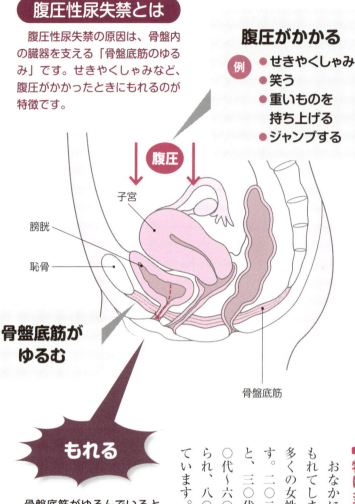

ケース

とにかく尿もれが多く困っているDさん

Dさんはせきやくしゃみをしたときの尿もれと、急に現れる強い尿意と尿もれに悩んでいました。趣味の観劇で大笑いしたときにもれてしまい大ショック。受診したところ「混合性尿失禁」と診断され、骨盤底筋訓練をおこなっています。

女性の８割にある

腹圧性尿失禁と切迫性尿失禁を合併している「混合性尿失禁」は、女性の尿もれの約３割を占めます。したがって、尿もれがある女性の約８割に、腹圧性尿失禁があるということになります。

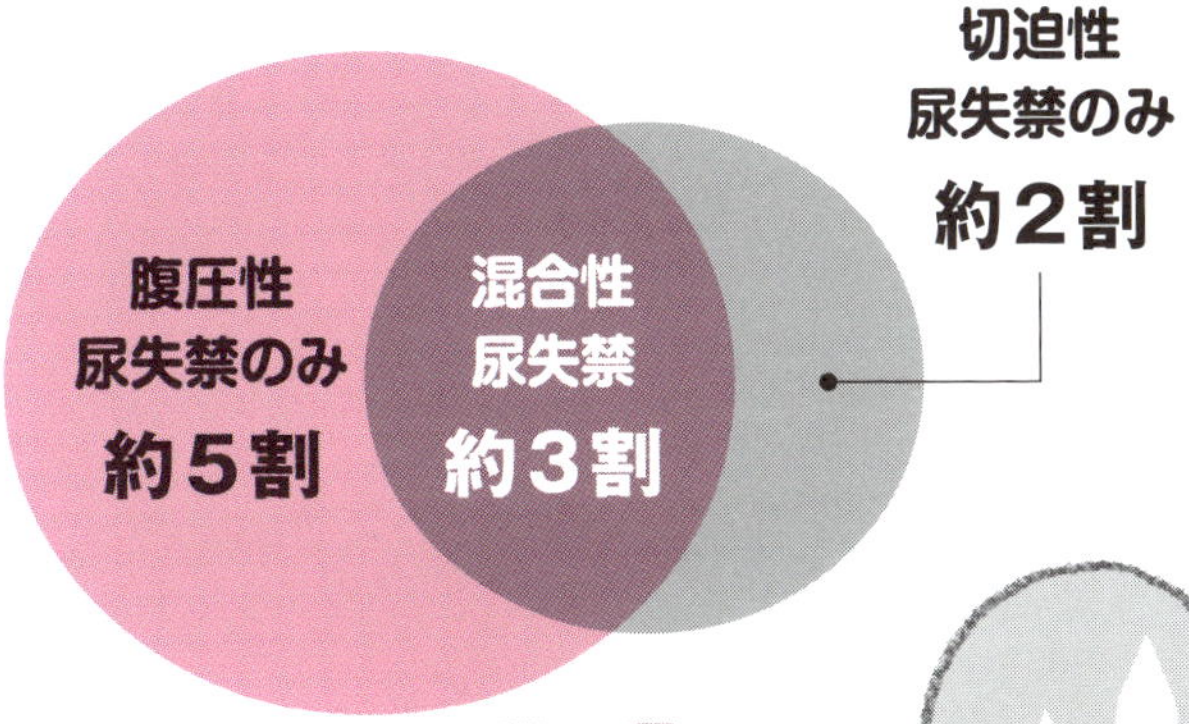

治療法

最も効果があるのは、骨盤底筋を鍛える「骨盤底筋訓練」です。肥満のある人では減量も有効。下がった尿道をテープで固定する手術もあります。骨盤底筋訓練や減量は、切迫性尿失禁の改善にもつながります。

- **骨盤底筋訓練**（→P54）
- **減量**（→P58）
- **尿道をテープで固定する手術**（→P80）

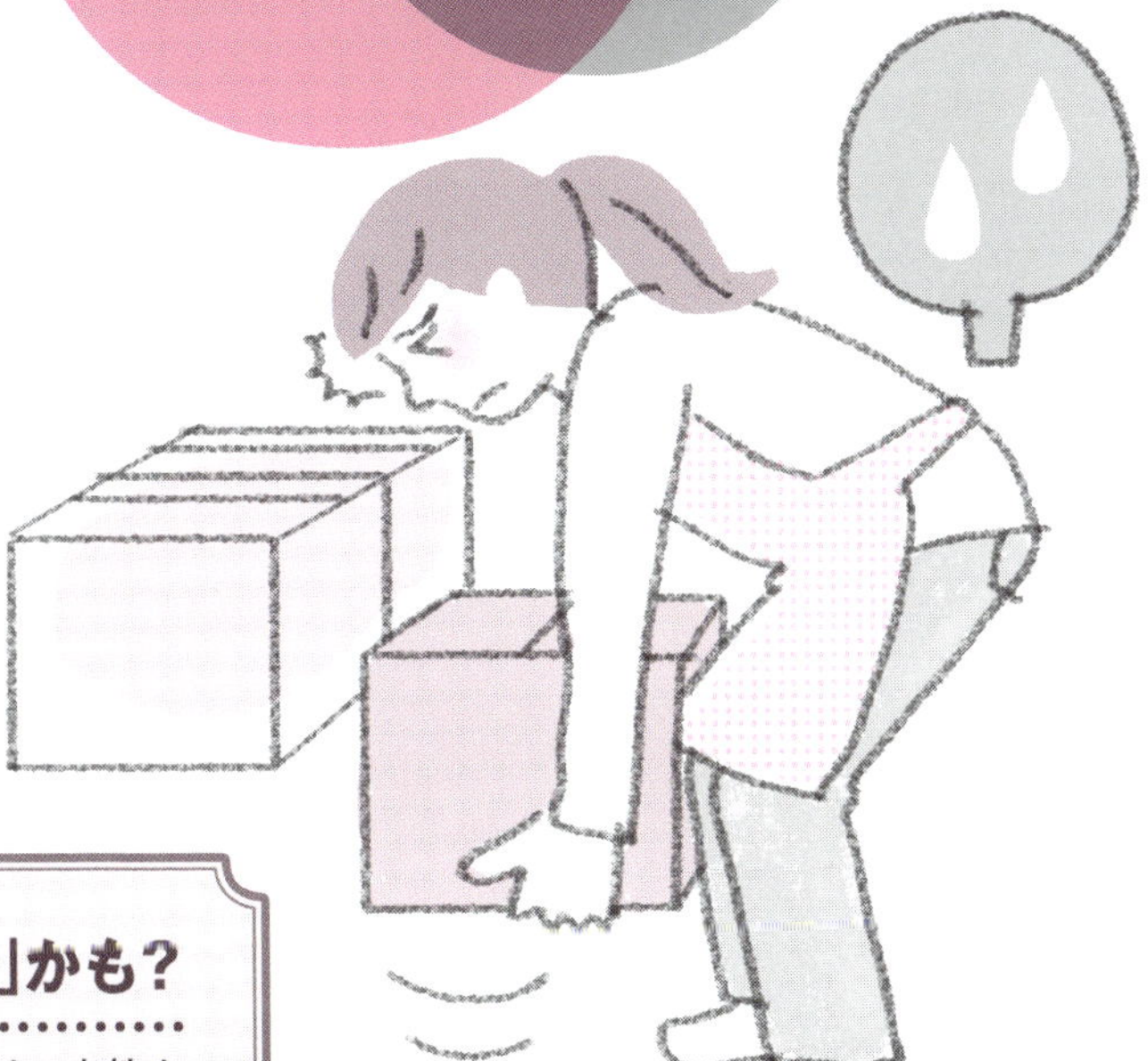

性器の症状があれば「GSM」かも？

「GSM（閉経関連尿路性器症候群）」とは、女性ホルモンの減少に伴う不快症状をまとめた病気の概念です。萎縮性腟炎を中心に、外陰部の乾燥やかゆみ、性交痛、頻尿、尿もれ、膀胱炎などが含まれます。性器の症状を伴う場合は、GSMの可能性も考え、婦人科を受診してみてください。

似ている病気③

間質性膀胱炎が隠れていることがある

尿検査で見つかりにくく、鑑別が難しい病気が「間質性膀胱炎」です。泌尿器科領域では唯一となる難病ですが、近年は、体への負担が少ない治療法も登場しています。

重症のハンナ型は難病指定されている

間質性膀胱炎は、ハンナ病変があるかどうかで、「間質性膀胱炎（ハンナ型）」と「膀胱痛症候群（非ハンナ型）」に分けられています。

重症の間質性膀胱炎（ハンナ型）は治療法が確立されておらず、難病に指定されています。自治体の窓口に申請して認定を受ければ、医療費助成の対象となります。

間質性膀胱炎とは

膀胱の粘膜層がはがれて、膀胱壁を構成する「間質」に慢性的な炎症が起こる病気です。尿を十分にためることができなくなり、頻尿や膀胱の痛みなどが現れます。

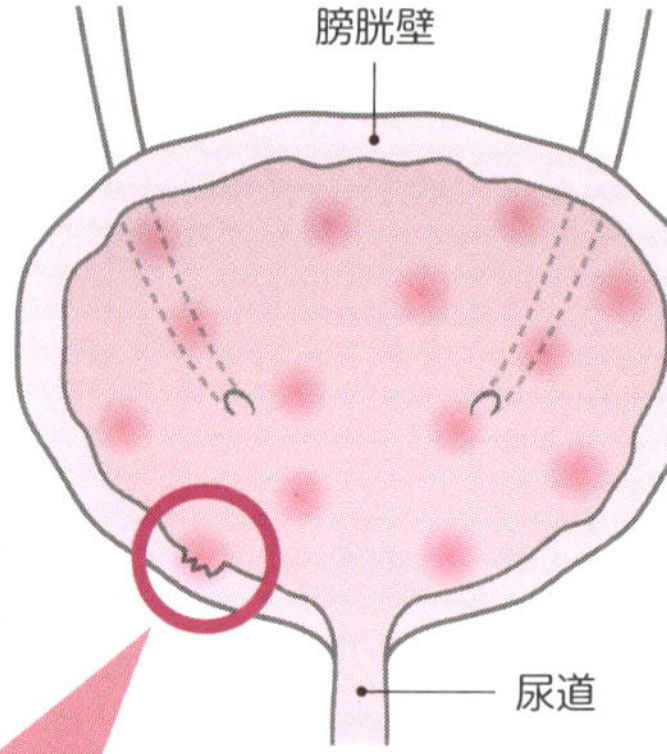

詳細はわかっておらず、免疫の関与が疑われている

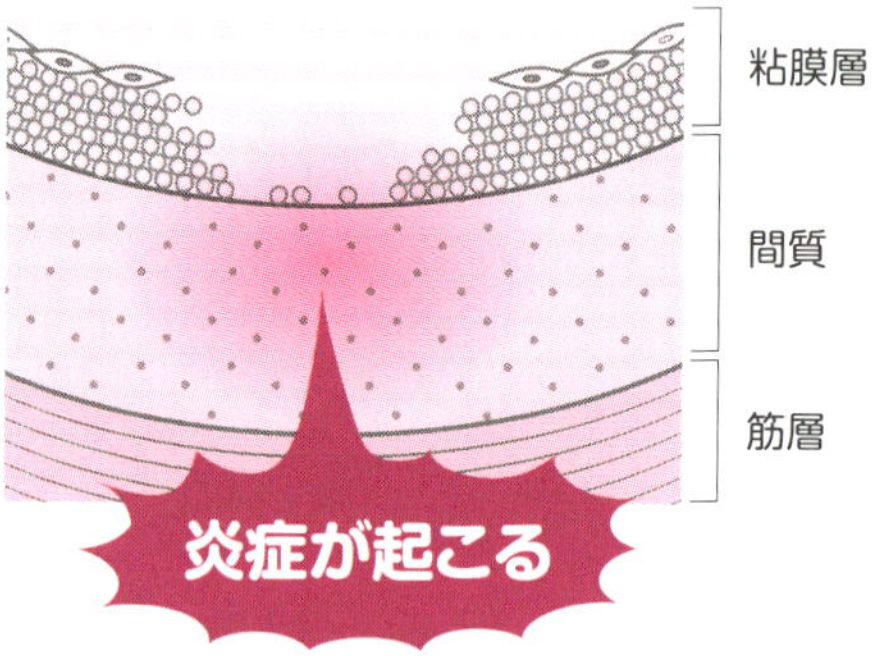

膀胱壁は内側の粘膜層、外側の筋層、間に挟まれた間質の３層構造になっている

痛みの特徴

- 膀胱の痛み（尿がたまるにつれて痛む）
- 排尿すると楽になる
- 激しい頻尿
- 尿がたまると膀胱に圧迫感

過活動膀胱と似ている

膀胱の痛みは１ヵ月以上続くこともある。また「膀胱の圧迫感」は、過活動膀胱の「尿意切迫感」と間違えやすい。突然現れるのか、徐々に現れるのかで判別できる

ケース

テレビの健康番組をみて、「これだ!」と思ったEさん

Eさんは過活動膀胱の薬物療法を受けていましたが、なかなか改善せず、落ち込んでいました。そんなときにテレビで間質性膀胱炎のことを知り、専門医を受診。膀胱鏡検査で「間質性膀胱炎」の診断に至りました。

治療法

現在のところ、根本的な治療は難しく、主に症状を和らげる薬物療法がおこなわれています。症状が改善しない場合は手術を検討します。

薬物療法

炎症を抑える「三環系抗うつ薬」や、炎症を和らげる「抗アレルギー薬」が用いられます。免疫細胞の働きを抑える「免疫抑制剤」も用いられます。

DMSO

2021年に健康保険適用となった治療法です。尿道にカテーテルを挿入し、DMSOという薬を膀胱に注入します。2週間ごとに計6回、通院でおこないます。

手術

膀胱内に生理食塩水を注入して拡張させる「膀胱水圧拡張術」がおこなわれます。ハンナ型では、ハンナ病変の焼灼《しょうしゃく》・切除もおこなわれます。

膀胱鏡検査が重要

間質性膀胱炎は、尿検査で異常が出にくいことが知られており、問診や排尿日誌などから診断します。膀胱鏡検査（内視鏡検査の一種、→P93）でハンナ病変の有無も確認します。

間質性膀胱炎（ハンナ型）

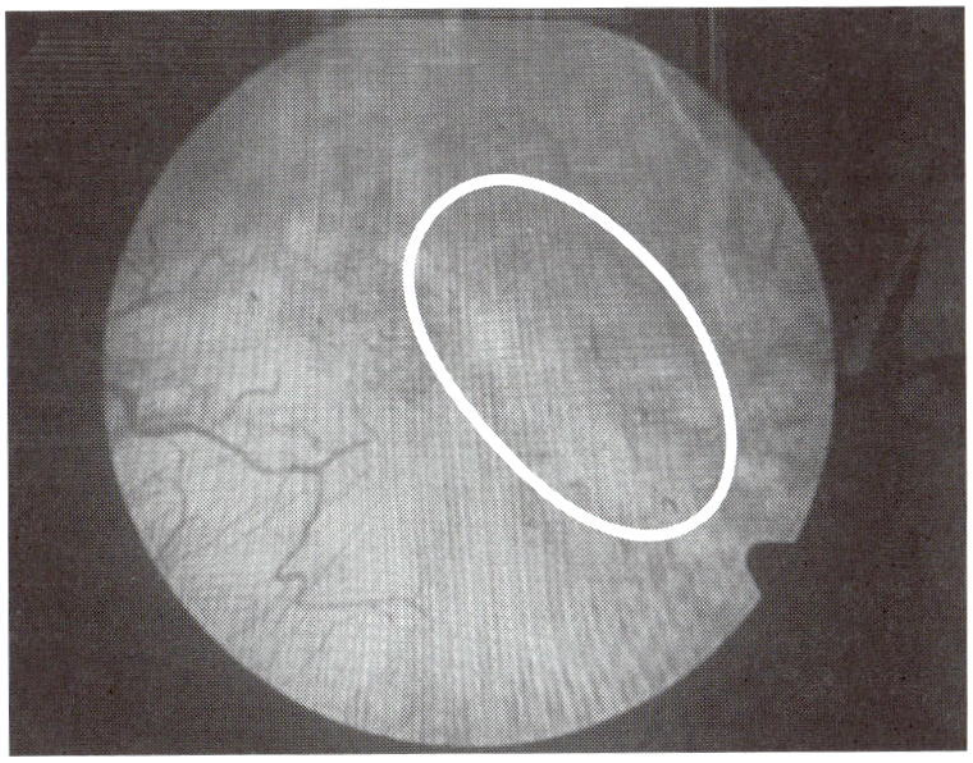

膀胱鏡でみると粘膜に特徴的な白いびらん（ハンナ病変、白丸で囲んだ部分）が認められ、周囲に出血の跡がある。この病変があれば「ハンナ型」、なければ「非ハンナ型」

五月雨《さみだれ》状出血

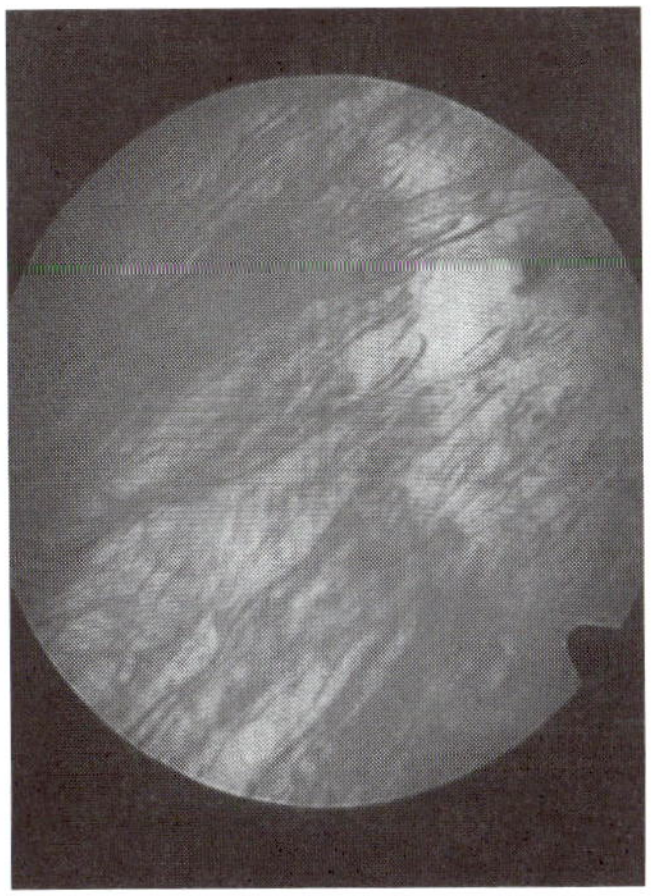

上記の状態から、膀胱のなかを水で満たして抜くと、「五月雨状出血」と呼ばれる線状の出血がみられる

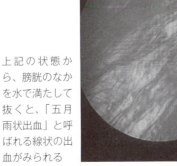

似ている病気④

がん、結石、感染症が起こっていることも

過活動膀胱と似たような症状が出る病気は、ほかにもさまざまなものがあります。受診の際は症状をもれなく、詳しく伝えるようにしましょう。それが適切な診断につながります。

痛み、血尿、発熱は重要な症状

過活動膀胱とそれ以外の病気との鑑別では、「尿意切迫感（→P12）」があるかどうかがポイントです。ただ、尿意切迫感の判断が難しいケースもあります。尿意切迫感以外で重要な症状が「下腹部の痛み、血尿、発熱」です。

似ている病気はいろいろある

頻尿や尿もれは、過活動膀胱以外でも起こります。尿の通り道やその周囲の異常のほか、心理的要因や薬の副作用も原因。

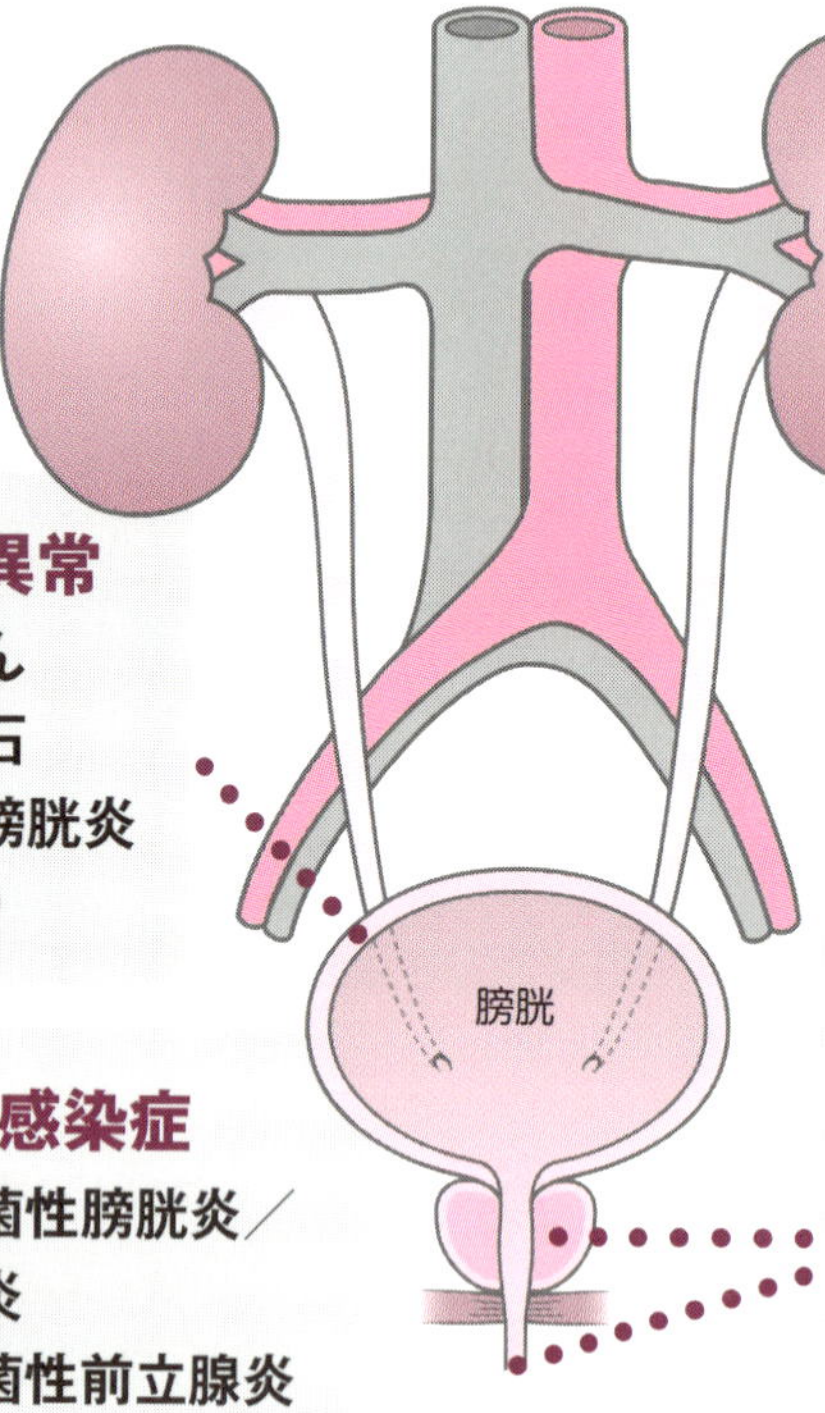

膀胱の異常

- 膀胱がん
- 膀胱結石
- 間質性膀胱炎（→P26）

膀胱周囲の異常

- 子宮内膜症

尿路感染症

- 急性細菌性膀胱炎／前立腺炎
- 慢性細菌性前立腺炎

尿路とは腎臓から尿道までの尿の通り道のこと

前立腺、尿道の病気

- 前立腺がん
- 慢性前立腺炎
- 尿道結石

その他

- 心因性頻尿
- 薬の副作用
- 糖尿病薬の使用など

抗コリン薬、抗ヒスタミン薬、降圧薬など多数

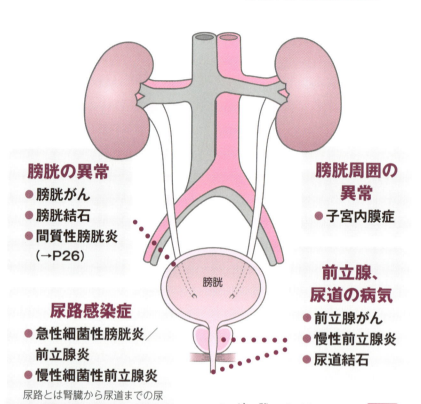

気をつけたいのは３つ

「尿路結石」「膀胱がん」「尿路感染症」の３つは見逃してはいけません。症状に注意しましょう。

尿路結石

尿の通り道（尿路）に、尿中のカルシウムや尿酸などが結晶化して結石ができる病気。中高年男性に多くみられますが、最近は女性にも増えています。症状は結石の場所によって異なります。

▼主な症状

- **下腹部の痛み**
- **背中、肋骨《ろっこつ》から腰の痛み**
- **ひんぱんな強い尿意（膀胱結石の場合）**
- **血尿**

鈍痛から激痛までさまざま。痛みがないことも

膀胱がん

膀胱にできるがんのこと。頻尿、尿意切迫感が過活動膀胱と似ています。血尿などの異常があれば放っておかず、必ず受診してください。

▼主な症状

- **血尿**
- **頻尿**
- **強い尿意**
- **残尿感**

進行すると、背中や腰の痛みなども現れる

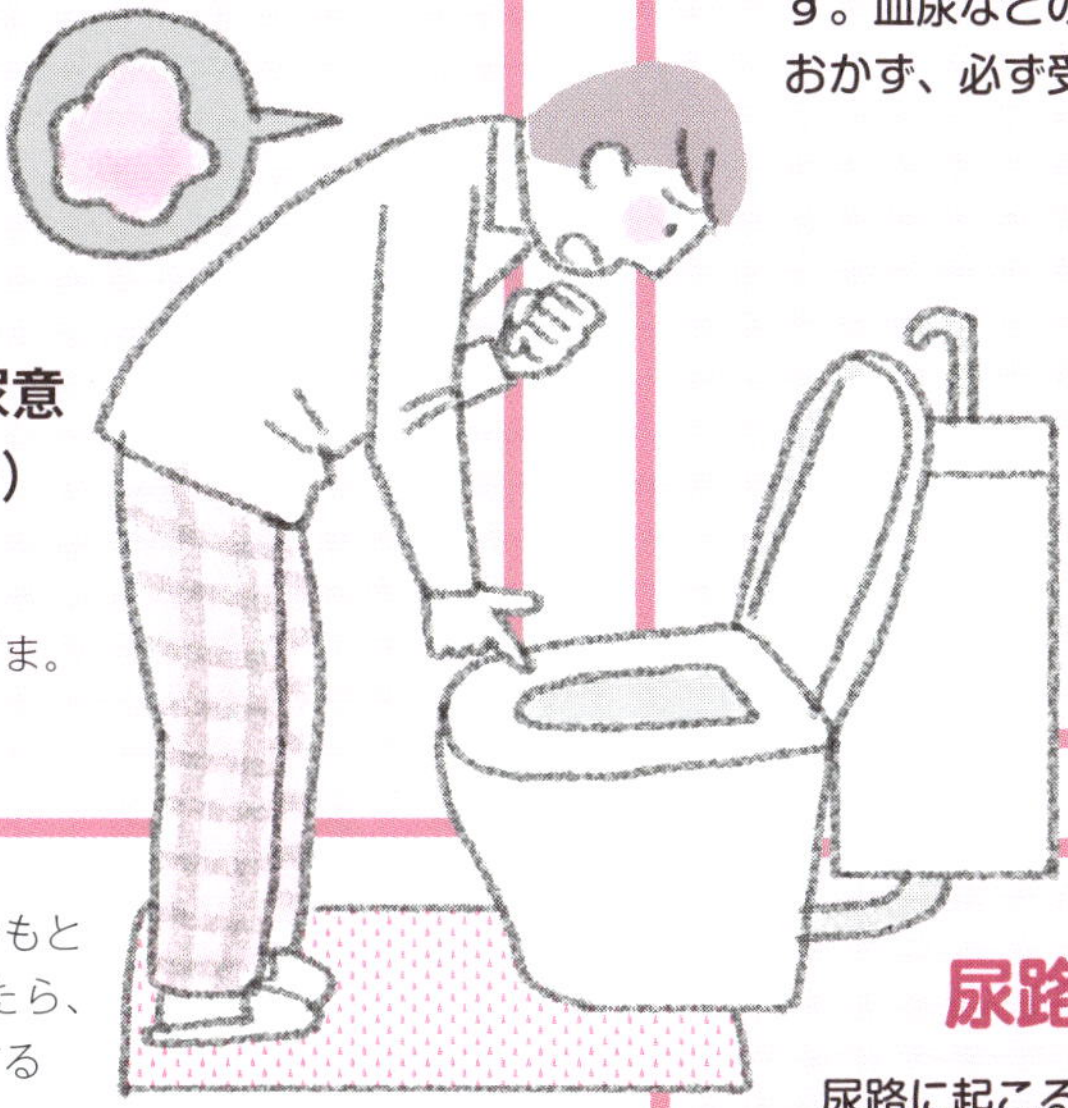

尿の色がいつもと違うと思ったら、すぐに受診する

尿路感染症

尿路に起こる感染症の総称で、ほとんどは尿道開口部から侵入した細菌が原因。急性細菌性膀胱炎や前立腺炎、尿道炎、腎盂腎炎《じんうじんえん》などがあります。抗菌薬による治療が有効です。

▼主な症状

- **頻尿**
- **強い尿意**
- **排尿時の痛み**

焼けるような痛みが出ることも

前立腺肥大症による頻尿も間違いやすい

前立腺肥大症では尿の出が悪くなり、１回の排尿量が減ります。膀胱内に尿が残るため、新たに膀胱にためられる尿量は減ります。その結果、頻尿になるのです。この場合、尿意切迫感はみられないので、過活動膀胱ではありません。

COLUMN

膀胱や尿道に異常がないのにもれる！そんなときは？

機能性尿失禁の場合もある

膀胱や尿道などの排尿機能は正常なのに、尿をもらしてしまうことがあります。これを「機能性尿失禁」といいます。

たとえば「認知症や寝たきり状態のために、自分でトイレに行って排尿できない」「脳卒中の後遺症で片麻痺があり、トイレに間に合わない」などのケースがあります。加齢に伴う筋肉量の低下（サルコペニア）も原因になります。

過活動膀胱の治療、排尿日誌が役立つ

機能性尿失禁のなかには、過活動膀胱を併発しているケースも少なからずあるので、過活動膀胱の治療により症状の改善も期待できます。

トイレのタイミングを把握するには「排尿日誌（↓P44）」が役立ちます。一回の排尿量は、現在その人が膀胱にためられる最大の尿量です。一五〇mLの場合は一三〇～一五〇分おきに声をかけ、トイレに連れて行ってみるとよいでしょう。

▼尿失禁のタイプ

- 切迫性尿失禁（→P13）
- 腹圧性尿失禁（→P24）
- 溢流性尿失禁（→P15）
- 機能性尿失禁

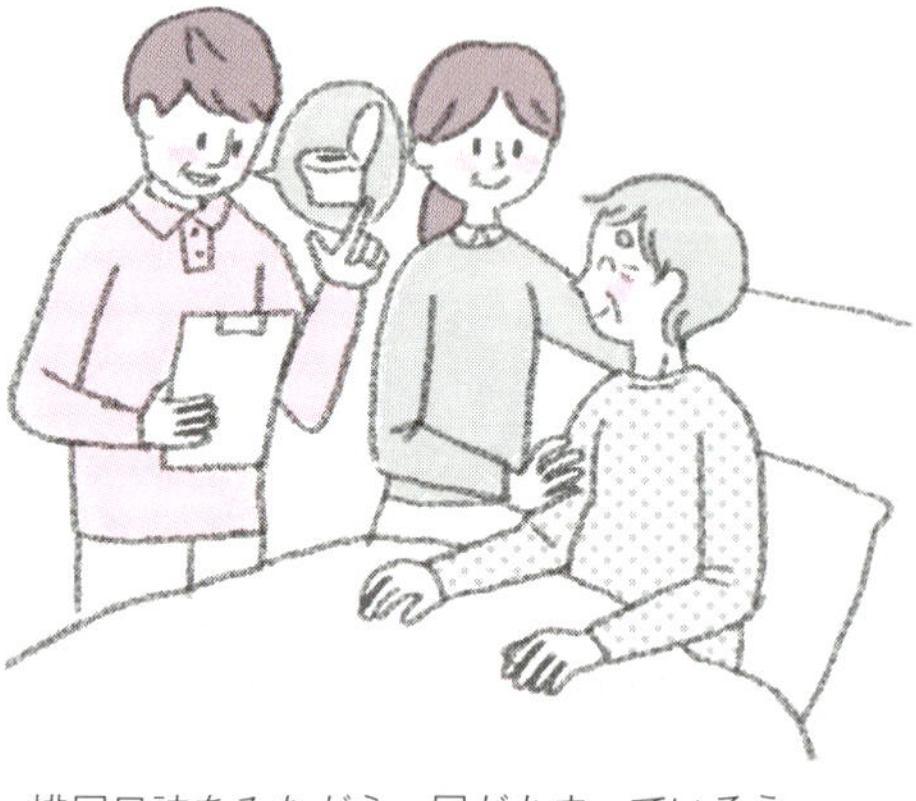

排尿日誌をみながら、尿がたまっていそうな時間になったら、トイレに誘おう

2

受診によって治療の第一歩を踏み出す

症状から「過活動膀胱かもしれない」と思っても、泌尿器科に行ったことがない人は、なかなか受診しにくいもの。そこで、泌尿器科での診察や検査についてわかりやすく解説しました。何をするのかをあらかじめ知っていれば、受診の不安も和らぐはずです。

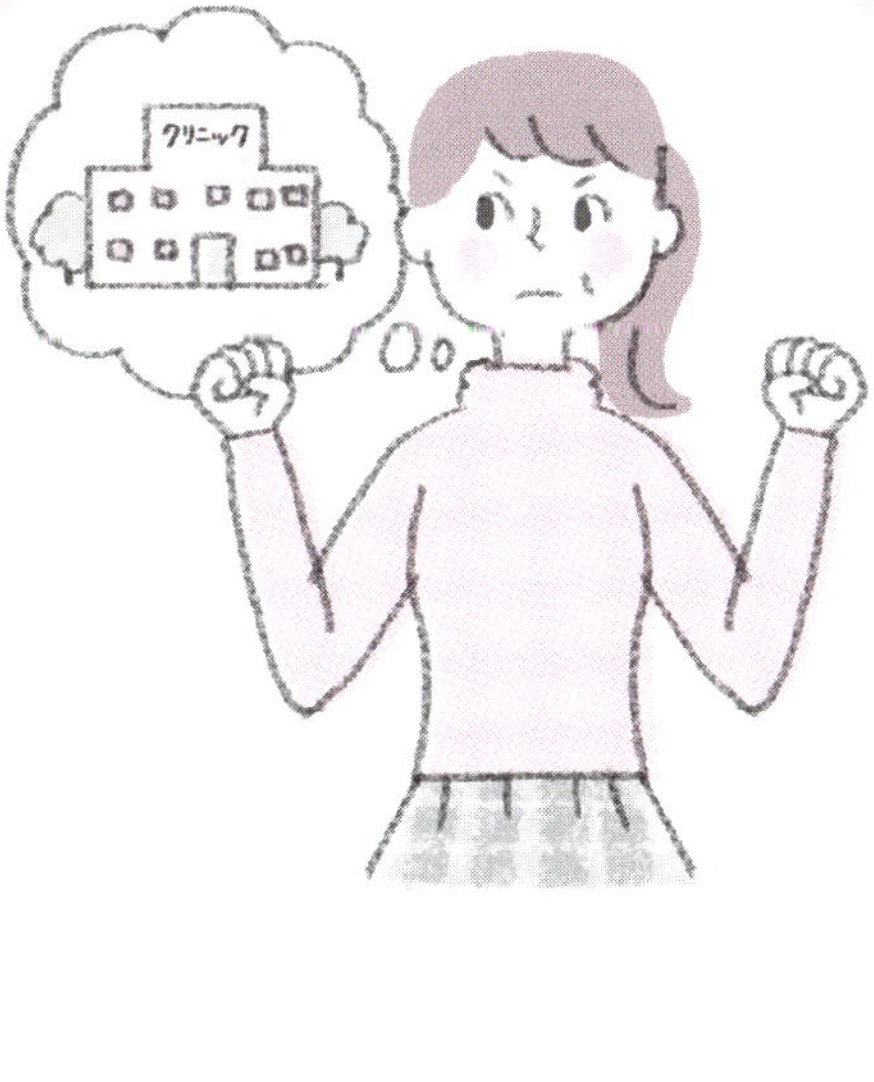

受診の目安

「ちょっと気になる」くらいでも受診する

尿トラブルで受診するのは気が引ける——そう思う人が多いかもしれませんが、困っているなら受診してみましょう。適切な治療で症状が改善すれば、気持ちも楽になります。

こんなときは受診しよう

過活動膀胱による症状には、多くの人が悩んでいます。
気になる症状があれば、ためらわずに受診してください。

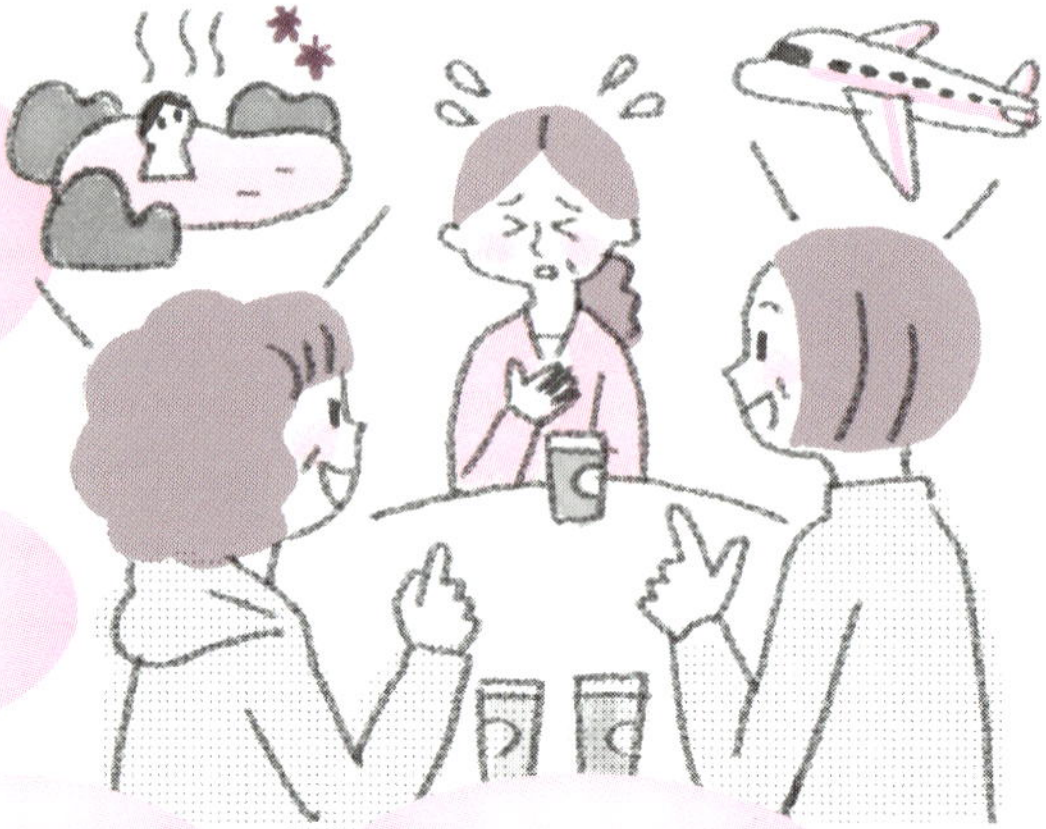

- トイレに行ってもまたすぐに行きたくなる
- トイレの回数が多い気がする
- トイレに何度も起きる
- 突然の尿意が心配……

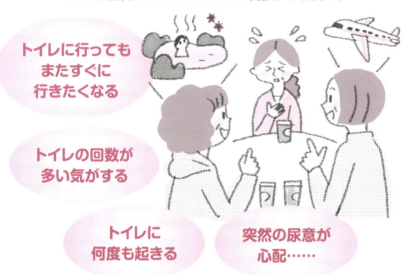

▼過活動膀胱のQOLに対する影響

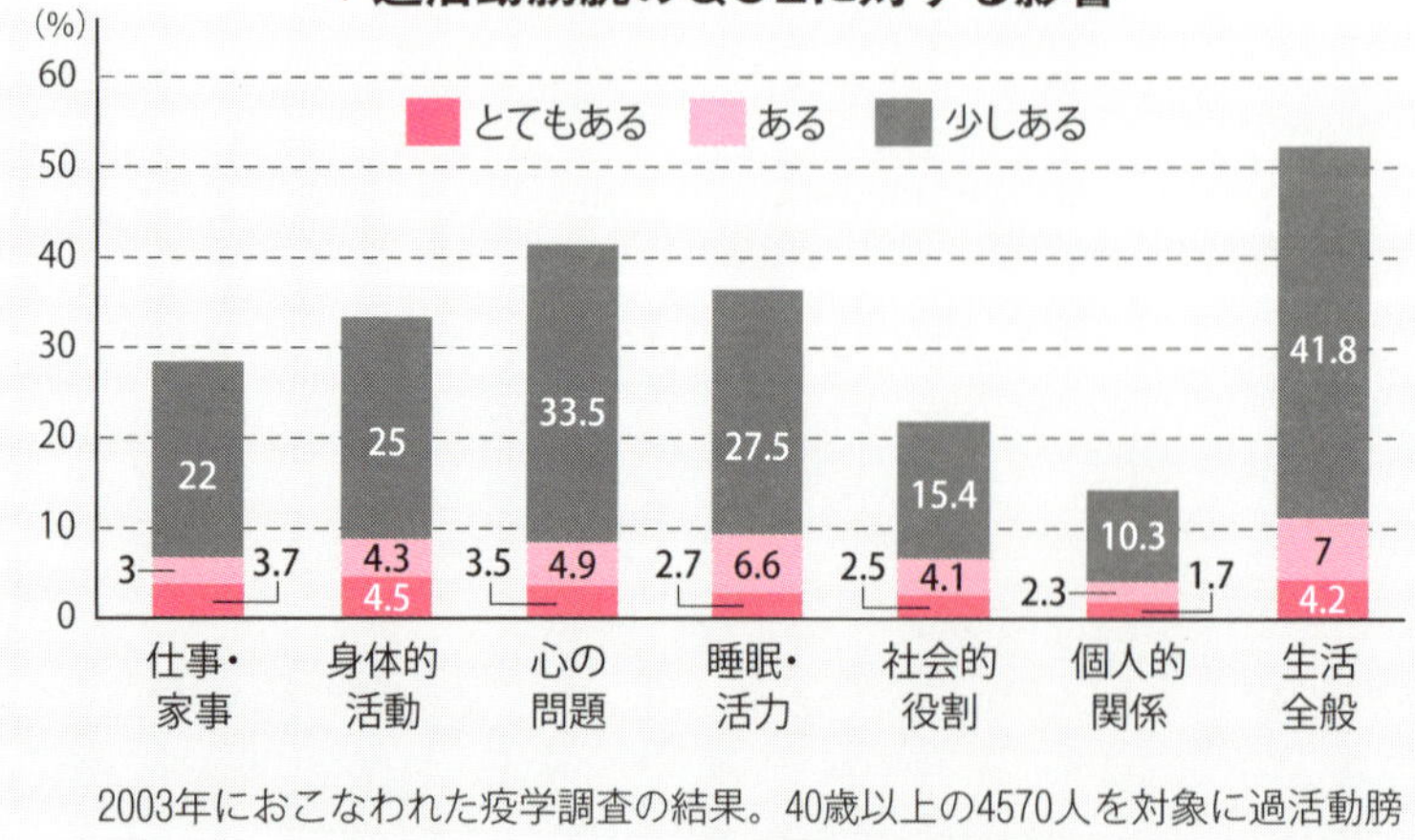

2003年におこなわれた疫学調査の結果。40歳以上の4570人を対象に過活動膀胱とQOLの関係が調べられた。過活動膀胱は、気持ちにも社会生活や睡眠にも幅広く影響を及ぼし、QOLを低下させてしまう

(日本排尿機能学会／日本泌尿器科学会『過活動膀胱診療ガイドライン［第3版］』2022)

受診先は泌尿器科がベスト

受診先は、尿トラブルを専門に診療している泌尿器科がいちばん。気が引ける場合は、まずかかりつけ医に相談するのもよいでしょう。

〈ウロギネ科〉

泌尿器科「Urology《ウロロジー》」と婦人科「Gynecology《ギネコロジー》」を組み合わせた造語「Urogynecology《ウロギネコロジー》」の略称です。女性の尿失禁や頻尿、女性特有の骨盤臓器脱などの診療・治療をおこないます。

〈泌尿器科〉

男女ともに、尿をつくって体外に排出する器官（腎臓、尿管、膀胱、尿道など）の診察・治療をおこないます。男性の生殖器の病気も対象です。

〈かかりつけの内科〉

泌尿器の専門ではないが、全身状態をよく把握しています。必要に応じて専門医に紹介してもらうこともできます。症状は正確に伝えましょう。

ほかの病気の可能性もゼロではない

過活動膀胱の症状がある人の受診率は、男性二〇・三％ですが、女性は九・九％と非常に低くなっています。

過活動膀胱は多くの人が抱える病気で、けっして恥ずかしいものではありません。治療を受けている人もたくさんいますから、安心して受診してください。過活動膀胱以外の病気が隠れていることもあるので、鑑別が重要。その意味でも早めの受診をおすすめします。もし何らかの病気があれば、その治療が優先されます。

(Mitsui, T, et al. Int. J. Urol. 2024)

治療を受けてもよくならない人は

過活動膀胱が疑われるものの、治療を受けてもなかなかよくならず、別の医療機関での受診をくり返しているという人もいます。このような場合は、間質性膀胱炎（→P26）の可能性もあるので、専門医を受診しましょう。

迷うなら

一度、自分で重症度をチェックしてみる

過活動膀胱かどうか、またその重症度は、自分で簡単に確認することができます。受診を迷っている人は一度チェックしてみましょう。治療効果の判定にも利用できます。

過活動膀胱症状質問票

下記の「過活動膀胱症状質問票」は診断や治療効果の判定に用いられるもので、自己チェックも可能です。この１週間の各症状の頻度について、当てはまるものに○をつけてみましょう。

質問	症状	点数	頻度
1	朝起きたときから寝るときまでに、何回くらい尿をしましたか	0	７回以下
		1	８～14回
		2	15回以上
2	夜寝てから朝起きるまでに、何回くらい尿をするために起きましたか	0	０回
		1	１回
		2	２回
		3	３回以上
3	急に尿がしたくなり、がまんが難しいことがありましたか	0	なし
		1	週に１回より少ない
		2	週に１回以上
		3	１日１回くらい
		4	１日２～４回
		5	１日５回以上
4	急に尿がしたくなり、がまんできずに尿をもらすことがありましたか	0	なし
		1	週に１回より少ない
		2	週に１回以上
		3	１日１回くらい
		4	１日２～４回
		5	１日５回以上
	合計点数		点

（日本排尿機能学会　過活動膀胱診療ガイドライン作成委員会『過活動膀胱診療ガイドライン［第2版］』2015）

結果を確認する

右の質問票の合計点から過活動膀胱の重症度がわかります。最も重要なのは、質問３の回答です。

- 質問３が２点以上

かつ

- 合計点数が３点以上

→ **過活動膀胱の可能性がある**

重症度

合計点数が……

- ５点以下 ➡ **軽症**
- ６～11点 ➡ **中等症**
- 12点以上 ➡ **重症**

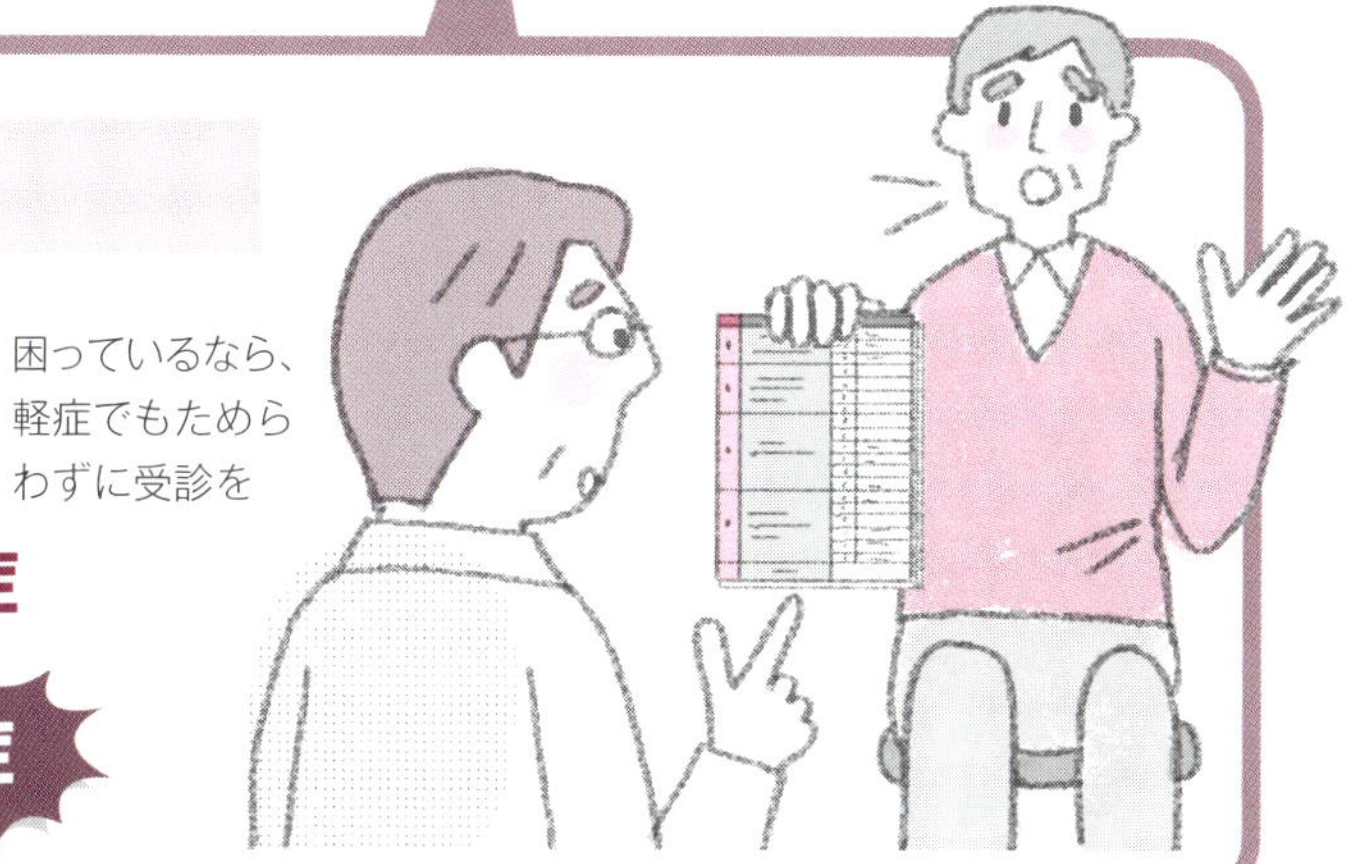
困っているなら、軽症でもためらわずに受診を

悩んでいることを客観視できる

頻尿や尿もれがあっても「これくらいで病院に行くなんて」と、受診をためらう人も多いようです。そこでおすすめなのが「過活動膀胱症状質問票（ＯＡＢＳＳ）」。過活動膀胱の重症度を数値化して客観的にとらえることができます。

数値化したら、意外にも中等症以上だったということもあるかもしれません。受診に踏み切るひとつの目安にしてみてください。

受診するときに持っていく

チェックした過活動膀胱症状質問票は、受診時に持参しましょう。症状をわかりやすく伝えることができ、診断に役立ちます。また、治療効果の判定にも活用できます。

診断

問診によってある程度の診断がつく

泌尿器科を受診するとなると、緊張してしまうかもしれませんが、過活動膀胱の診断は問診が中心。初診時に身体的負担の大きい検査はあまりないので、心配しなくても大丈夫です。

問診が最も重要

問診は症状や病歴などについて詳しく聞き、おおよその診断をつけます。排尿日誌（→P44）も診断にとても役立ちます。

症状について

- いつから困っているのか
- どのような症状があるのか
- どの程度の症状なのか
- 時間が経つにつれて症状は変化するか
- どのくらい困っているか
- 日常生活にどれくらい不便や影響があるか

排尿症状について

- 排尿時に痛みがないか
- 血尿が出ていないか

病歴

- 神経の病気（→P16）
- 骨盤内の手術（子宮、直腸など）
- 内科的な病気（糖尿病など）

QOLへの影響をチェックするために、仕事や生活スタイル、手足の障害の有無なども確認されます。

＋

全員おこなう

過活動膀胱症状質問票を確認（→P34）

過活動膀胱の症状の有無や程度が簡単にわかる。自分でチェックして持参するとよい .

50歳以上の男性は

国際前立腺症状スコアを確認（→P19）

前立腺肥大症が疑われる場合は、治療方針にかかわるため必ず鑑別をおこなう

診察や尿検査も

受診した際は、問診のほかに以下の検査をおこないます。どれも体への負担はほとんどありません。

超音波検査

調べること

- 膀胱壁の厚さ
- 結石の有無
- がんの有無
- 前立腺の体積

下腹部に超音波を発するプローブを当て、膀胱壁の厚さや前立腺などを調べる。女性は卵巣や子宮の状態も調べる

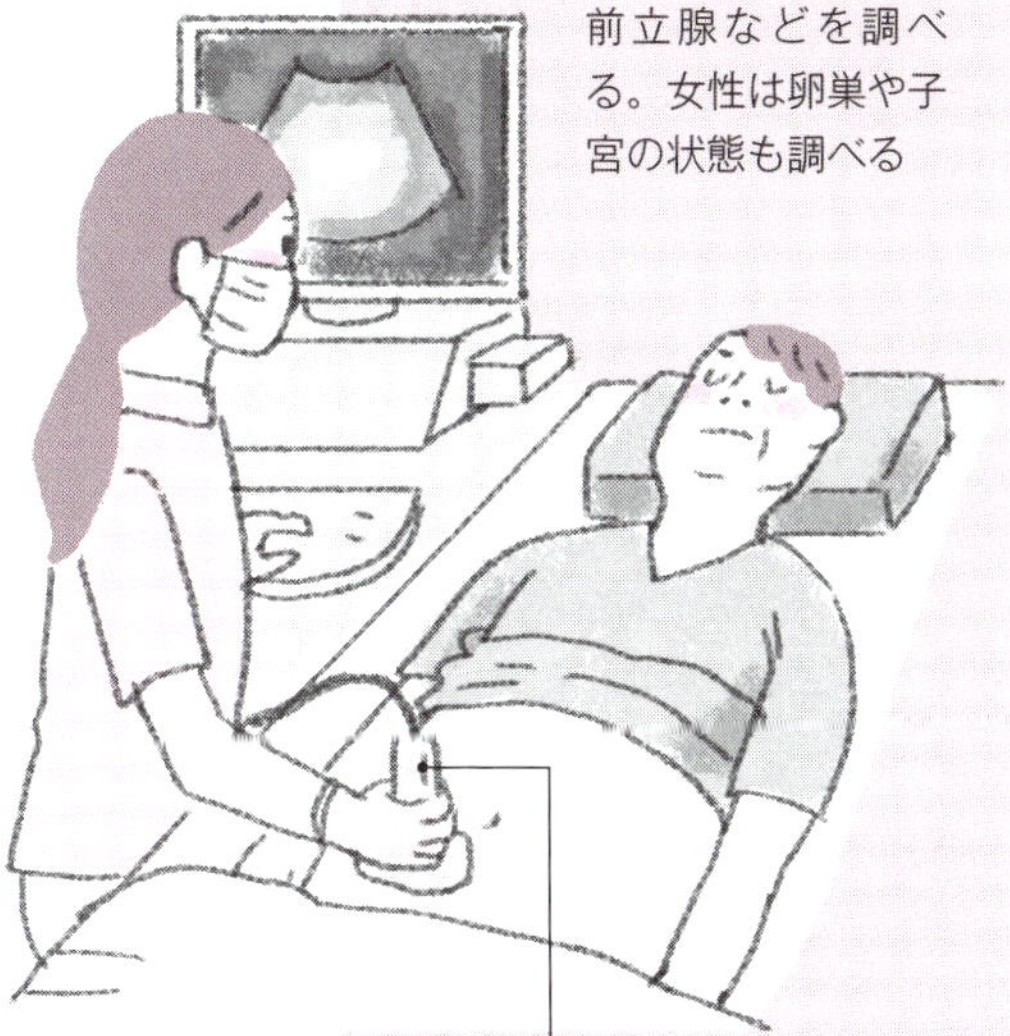

尿検査

調べること

- 血尿の有無
- 赤血球や白血球の量
- がん細胞の有無
- 細菌の有無

尿を採取して、尿中の成分を顕微鏡で調べる。腎臓や尿路の病気などについてわかる

排尿日誌

排尿の回数、時刻、尿量を2～3日間記録する
(→P44)

残尿測定

超音波装置を使って膀胱内の尿量を測定する
(→P42)

過活動膀胱は症状で診断できる

かつて過活動膀胱の診断には、身体的負担の大きい検査が必要とされていました。しかし、患者数が非常に多いことから、速やかに診断・治療をしたほうがよいと考えられるようになっています。

現在は「尿意切迫感とそれに伴う頻尿がある状態」として国際的に定義されており、これを満たせば過活動膀胱と診断されます。

検査①
似ている病気との鑑別が重要

頻尿や尿もれは過活動膀胱以外でも起こります。鑑別するために、血液検査やCT検査、MRI検査などをおこなうケースもあります。

鑑別のための検査いろいろ

過活動膀胱は、似ている病気との鑑別が重要。必要に応じて次のような検査がおこなわれます。

血液検査

腎機能の指標となる「クレアチニン」や「eGFR」を測定する。男性は、前立腺がんのマーカーである「PSA」も必ずチェックする

調べること

- **腎機能**
- **前立腺がんの有無**

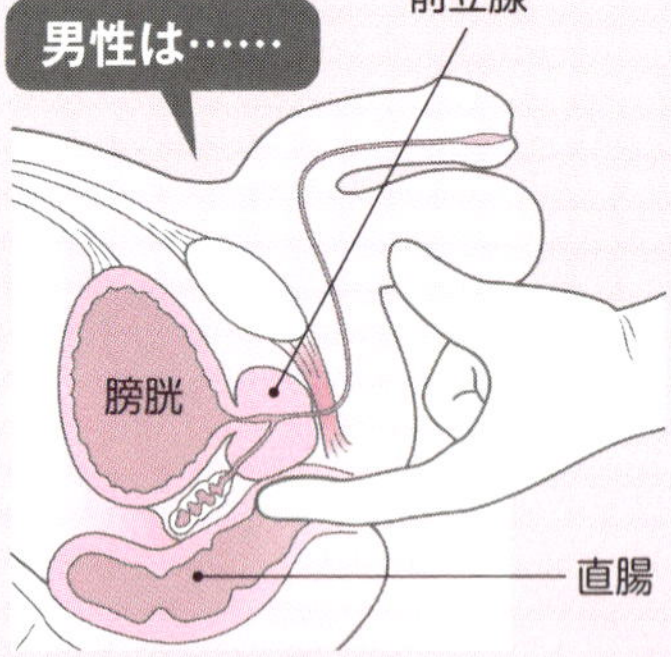

直腸診

肛門から指を入れて、前立腺の大きさや状態を確認する

調べること

- **前立腺肥大症の有無**
- **前立腺のしこりの有無**

台上診

女性は……

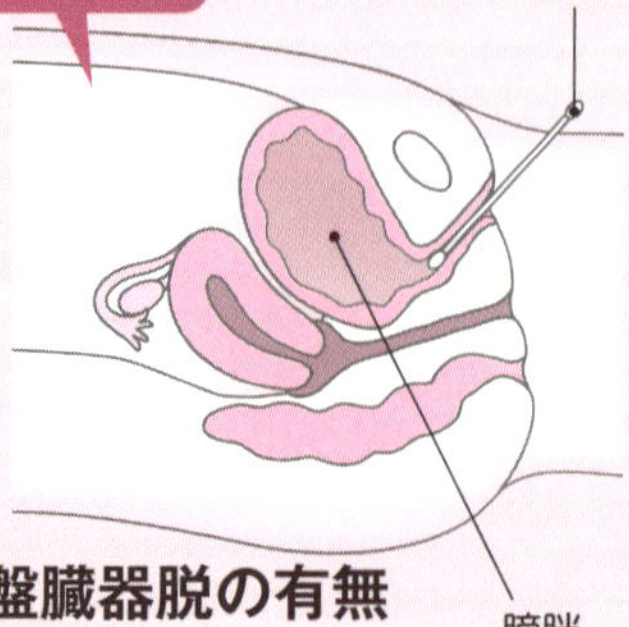

砕石《さいせき》位《い》（婦人科の内診と同じ姿勢）で、泌尿器や子宮を診察する。腹圧性尿失禁が疑われる場合は、尿道に綿棒を入れ、その動きをみるQチップテストをおこなうことも。動いた角度が30度以上だと、尿もれが起こりやすくなる

調べること

- **尿道の異常の有無**
- **骨盤臓器脱の有無**
- **腹圧性尿失禁の有無**

CT・鎖膀胱尿道造影検査

鎖膀胱尿道造影検査では、尿道にチェーンを入れた状態で造影撮影をおこない、尿道と膀胱の位置関係をみる

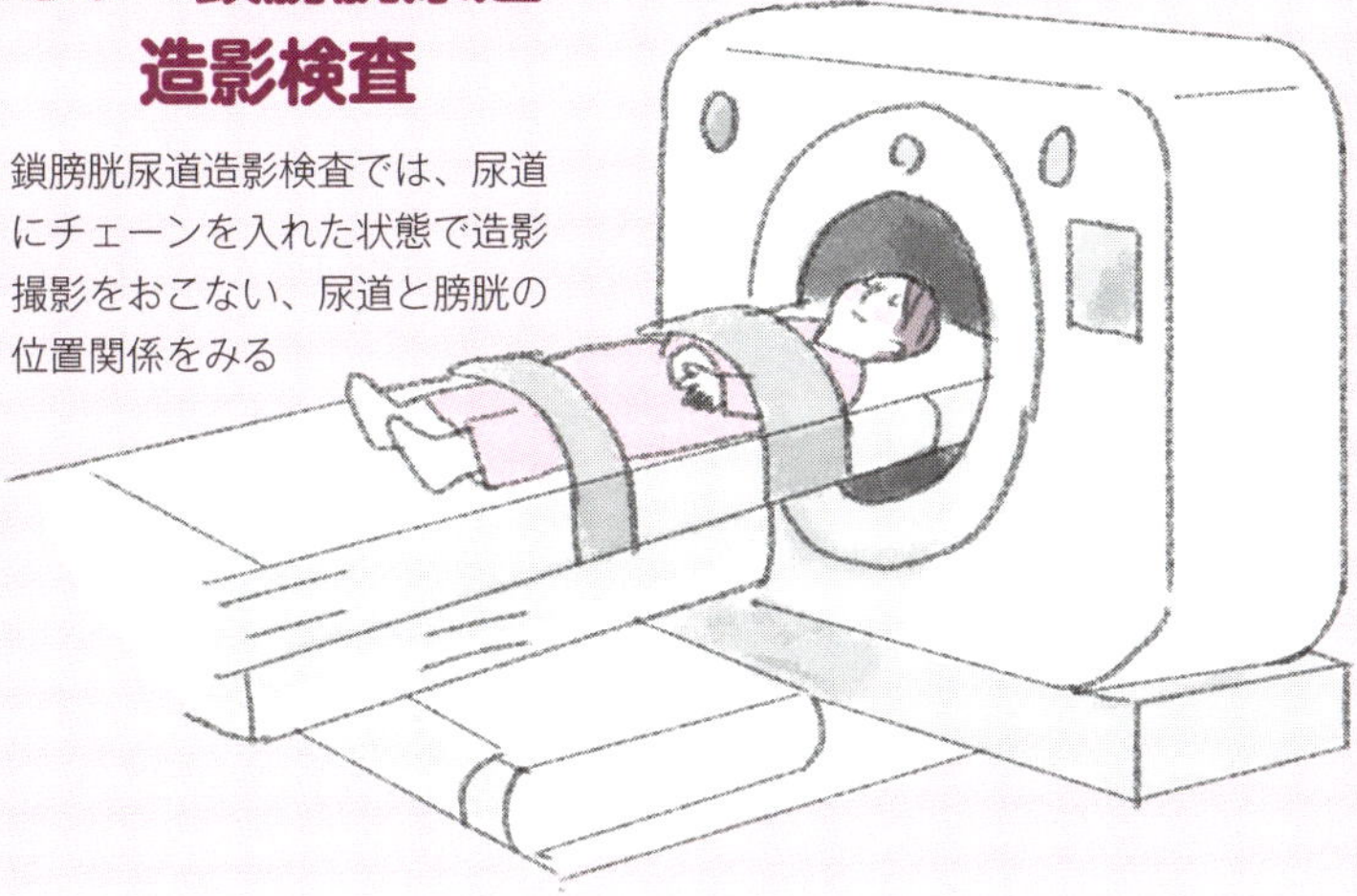

調べること

- **腎臓や尿管、上部尿路の状態**
- **膀胱瘤の有無**

膀胱や卵巣など骨盤内の臓器の異常が疑われる場合は、造影剤を用いたCT検査がおこなわれる。女性では鎖膀胱尿道造影《くさりぼうこうにょうどうぞうえい》検査もある

内視鏡検査

(→P93)

尿道口から挿入し、尿道や膀胱、前立腺を調べる

MRI検査

男性で前立腺がんが疑われるときには、前立腺のMRI検査がおこなわれる。腎臓のMRI検査をおこなうこともある

調べること

- **前立腺がんの有無、状態**
- **腎疾患の有無**

前立腺がん、膀胱がんが隠れていることも

過活動膀胱じたいは尿意切迫感や頻尿などがあるかどうかでほぼ診断できますが、がんなど、ほかの病気が原因で症状が現れていることもあります。そこで必要に応じて、泌尿器科で鑑別のための検査をおこないます。基本的には、上記のような身体的負担の少ない検査で診断がつきます。

腹圧性尿失禁はパッドテストで評価する

腹圧性尿失禁の手術前などに実施されるのが「パッドテスト」です。膀胱に尿がたまった状態でパッドを当て、尿もれしやすい運動をおよそ1時間おこないます。運動前後のパッドの重さの差から、腹圧性尿失禁の重症度を判定します。

検査②

高齢者はフレイル、認知症もチェックする

近年は過活動膀胱とフレイルやサルコペニア、認知症との関連が注目を集めています。高齢者は、全身状態のチェックも重要です。

過活動膀胱と相互に関係する

過活動膀胱は、フレイルやサルコペニア、認知症と相互に関連しているのではないかと注目されています。

フレイル

「フレイル」とは、加齢によって各種身体機能が低下した状態で、感染症や事故、手術などをきっかけに要介護に陥りやすい脆弱な状態をさします。フレイルの高齢者では過活動膀胱の割合が高いことがわかっています。

サルコペニア

加齢に伴う筋肉量の低下を「サルコペニア」と呼びます。骨盤底筋や尿道括約筋など、排尿にかかわる筋肉が衰えると、排尿障害を起こしやすくなります。移動能力が低下してトイレに間に合わず、尿失禁を招くこともあります(→P30)。

過活動膀胱

認知症

「認知症」とは、さまざまな脳の病気によって、記憶や判断力などの認知機能が低下し、社会生活に支障をきたす状態をさします。認知症患者さんはそうでない人に比べ、尿失禁などの割合が高いことがわかっています。

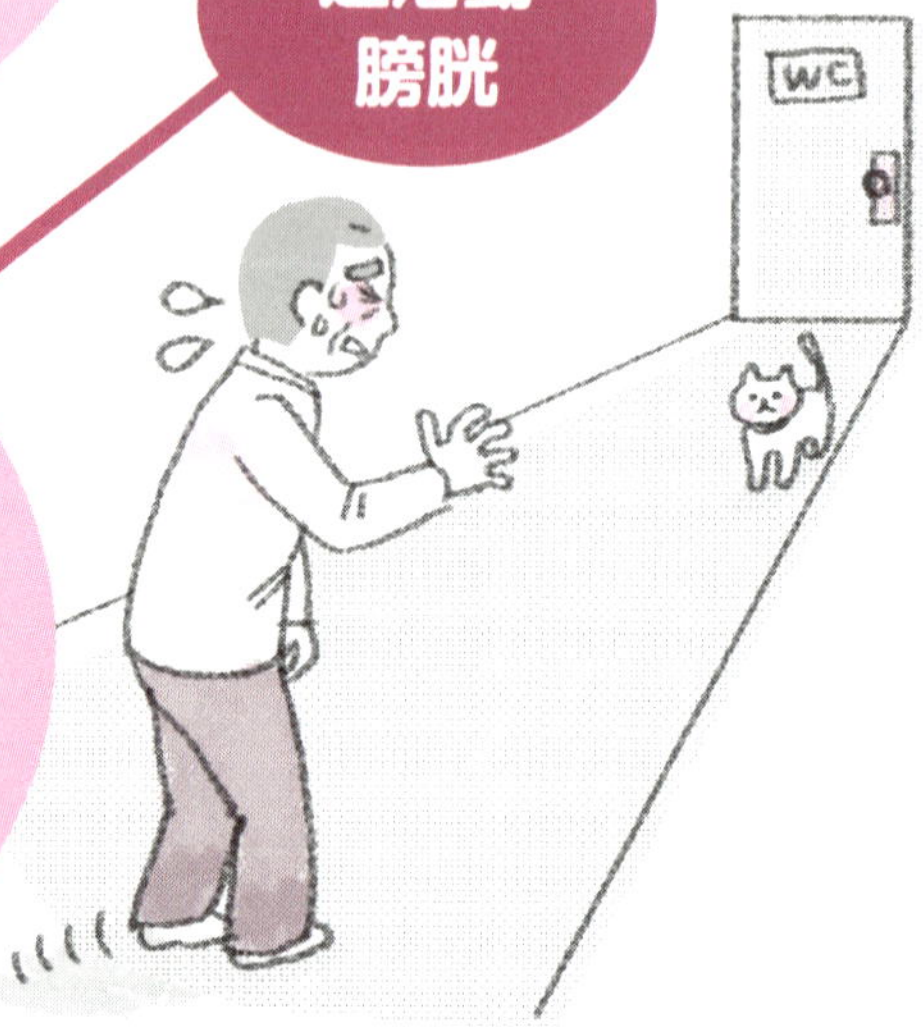

互いに影響を与え合っている

近年、フレイルやサルコペニア、認知症のある高齢者は、過活動膀胱の罹患率が高いことがわかってきました。全身や認知機能の状態は治療法の検討の際にも重要です。泌尿器科でも必要に応じて、次ページのようなフレイルや認知機能の検査をおこないます。

当てはまるかチェックしてみよう

フレイルや認知症のリスクは、下記のようなリストを使って確認されます。65歳以上の人は自分でもやってみましょう。

▼簡易フレイルインデックス

「はい」か「いいえ」で答え、各点数を合計する。3点以上ならフレイル、1点または2点はプレフレイル、0点は健常とされる

①6か月間で2～3kgの体重減少がありましたか？	1. はい	0. いいえ
②以前に比べて歩く速度が遅くなってきたと思いますか？	1. はい	0. いいえ
③ウォーキング等の運動を週に1回以上していますか？	0. はい	1. いいえ
④5分前のことが思い出せますか？	0. はい	1. いいえ
⑤(ここ2週間)わけもなく疲れたような感じがする	1. はい	0. いいえ
	合　計	**点**

（日本排尿機能学会／日本泌尿器科学会『過活動膀胱診療ガイドライン［第3版］』2022）

▼改訂長谷川式簡易知能評価の抜粋

9つの質問から構成される、認知機能の検査法を一部抜き出したもの。質問の答えに合わせて医師が点数をつける

お歳はいくつですか？（2年までの誤差は正解）		0　1
今日は何年何月何日ですか？ 何曜日ですか？ （年月日、曜日が正解でそれぞれ1点ずつ）	年	0　1
	月	0　1
	日	0　1
	曜日	0　1
私たちがいまいるところはどこですか？ （自発的にでれば2点、5秒おいて家ですか？ 病院ですか？ 施設ですか？ のなかから正しい選択をすれば1点）		0　1　2
100から7を順番に引いてください。 （100－7は？ それからまた7を引くと？ と質問する。最初の答えが不正解の場合、打ち切る）	(93)	0　1
	(86)	0　1

（加藤伸司ほか、『老年精神医学雑誌』1991より一部抜粋）

検査③

通院中は定期的に残尿測定をおこなう

過活動膀胱の治療を開始してからも、ケースによっては定期的な検査が必要です。代表的なのが残尿測定で、前立腺肥大症がある男性や高齢者が対象となります。

尿閉のリスクがないかどうかを確認する

過活動膀胱の治療薬の「抗コリン薬」では、「尿が出にくくなる」「尿がほぼ出ない（尿閉）」という副作用もみられます（→P73）。そのため、前立腺肥大症などでもともとこうした症状のある人や、抗コリン薬を含む多くの薬を服用している高齢者などには定期的な残尿測定がおこなわれます。

残尿測定とは

排尿後に膀胱内に残った尿量から、膀胱の状態や尿閉のリスクを調べます。

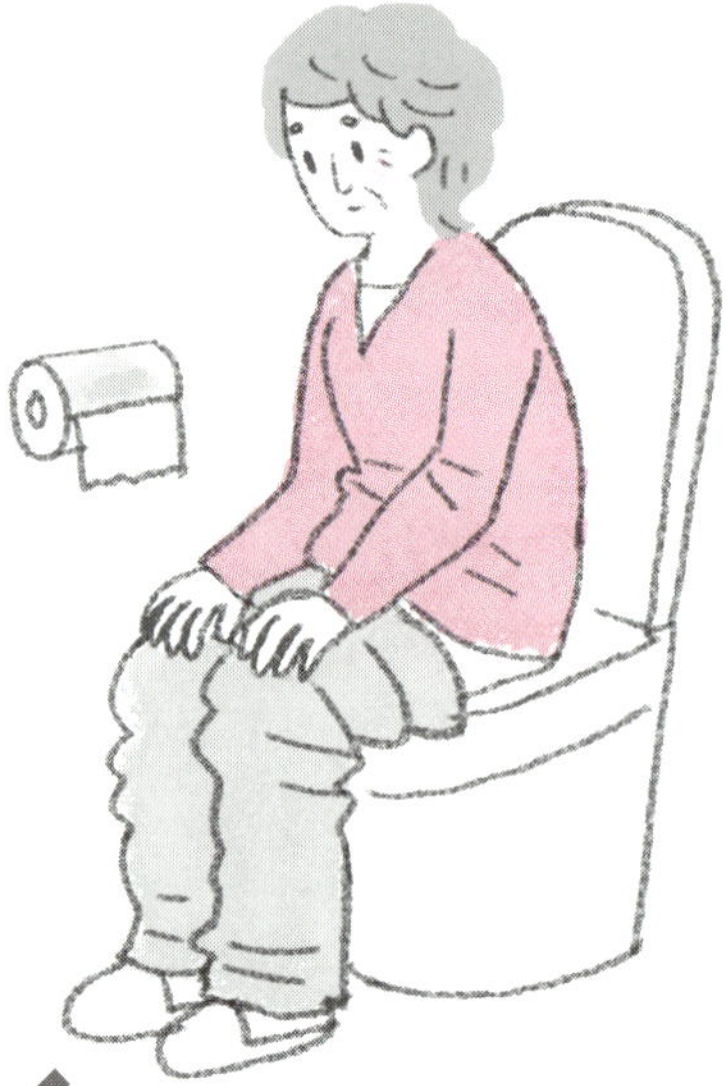

トイレで排尿する

まずはトイレで排尿します。できる限り、尿を出し切ることが大切です。

超音波を当て、膀胱を画像化する

横になった状態で、膀胱のある下腹部に超音波を発するプローブを当てます。

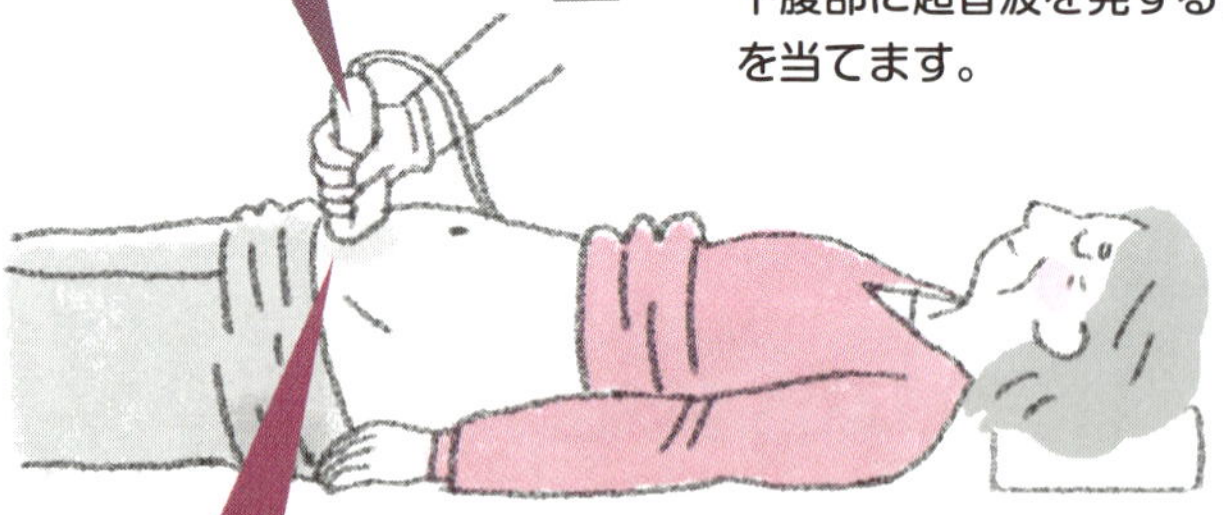

調べること

- **膀胱の長径、短径、前後径**

超音波検査で測定した膀胱の長径、短径、前後径を掛け合わせて、2で割った値が残尿量になる

残尿って何？

若いうちは排尿後に尿は残りませんが、加齢とともに尿道が狭くなったり、膀胱の尿を出す力が低下したりすると、尿を出し切れず膀胱に残る「残尿」がみられます。

残尿 100mL
▼
無視できない残尿がある

健康な膀胱の容量
▼
400～500mL

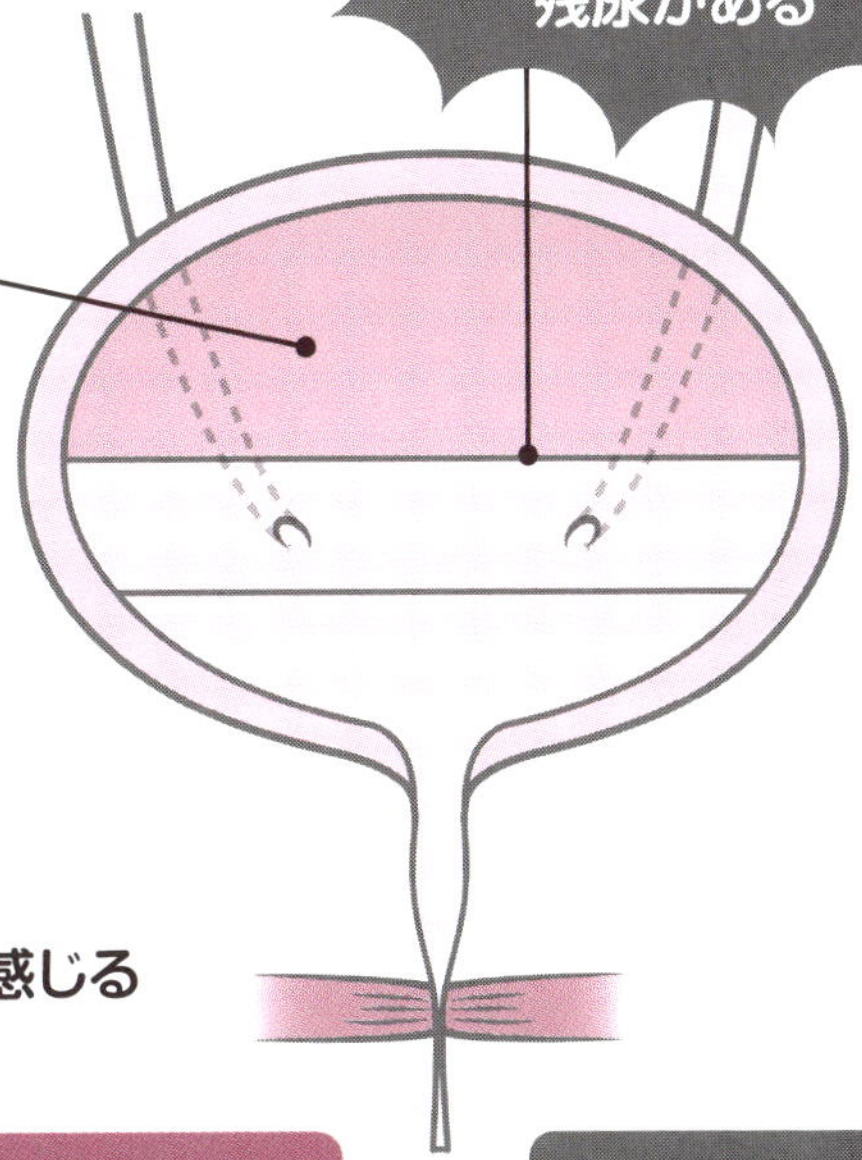

一般的に成人の膀胱容量は400～500mLだが、加齢で膀胱壁のしなやかさが失われると、容量は低下する。尿意は、膀胱内の尿量の増加に伴って強くなる

- **約200mL** ‥‥ 尿意を感じる
- **約300mL** ‥‥ そろそろ危ないと感じる
- **約400～500mL** ‥‥ 限界と感じる

残尿なし

↓

● **引き続き治療する**

残尿が100mL未満なら、副作用に注意しながら薬物治療を継続します。あわせて行動療法（→P49～）もおこないます。

残尿あり

↓

● **抗コリン薬は使えない**

● **残尿の原因を調べる必要がある**

残尿が100mL以上ある場合に抗コリン薬を用いると、膀胱が収縮しなくなるために尿の排出が止まり、尿閉につながる恐れがあります。残尿の原因を調べ、その治療を優先します。

尿流動態検査をおこなうことも

尿流動態検査（→P93）は、膀胱にカテーテルを入れて、膀胱や尿道の機能を詳しく調べる検査です。薬物治療の効果が十分得られず、難治性の治療を検討する際などに実施されます。

排尿日誌

受診時に持参すると診断・治療に役立つ

受診前にぜひおすすめしたいのが、「排尿日誌」をつけることです。自分の症状を正確に把握することができますし、医師がみれば過活動膀胱があるか、また、その原因もかなり見当がつけられます。

排尿日誌をつけてみよう

排尿日誌とは、排尿時刻や排尿量などを記録するものです。大きめの計量カップなどを用意し、排尿のたびに時刻と排尿量を記入してください。

排尿日誌（例）

① 3月　1日（土）　起床時間：午前・午後 6 時 45 分
就寝時間：午前・午後 10 時 30 分

② メモ
その日の体調など気づいたことなどがあれば記載してください。
体調はよい
夜、何度も目が覚めてしまった

	時間	排尿（○印）	尿量（mL）	もれ（○印）	
	時から翌日の		時までの分をこの一枚に記載してください		
1	6時　45分	○	250mL		起床直後
2	8時　30分	○	100mL		
3	9時　20分		？mL	○	せきで少しもれた
4	10時　30分	○	80mL		
5	11時　30分	○	90mL	○	
6	12時　40分	○	110mL		
11	21時　30分	○	80mL		
12	22時　30分	○	130mL		就寝直前
13	1時　30分	○	110mL		
14	3時　30分	○	90mL		
15	4時　30分	○	70mL		
16	6時　30分	○	180mL		起床直後
	計	15回	1500mL	3回	

③ ④ ⑤

⑥ 翌日 3 月 2 日
起床時間：午前・午後 6 時 30 分

（日本排尿機能学会ホームページより一部改変）

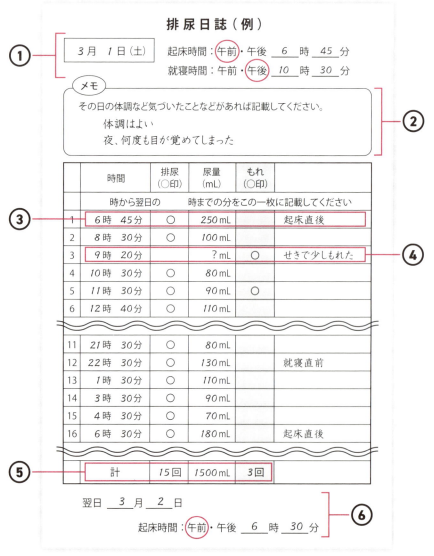

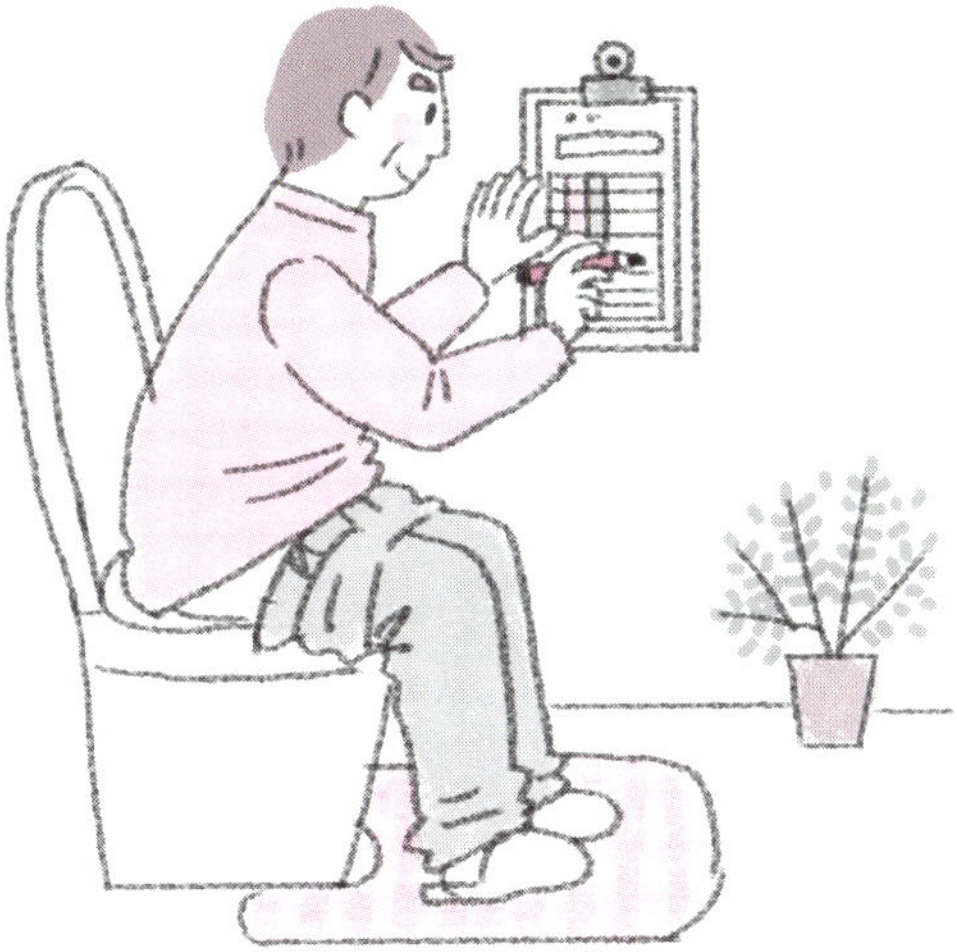

記入する項目

① 日付、起床時間、就寝時間

昼間と夜間の尿量や回数をきちんと知るために、起床・就寝時間も記入します。

② 体調・気分・持病のことなど

その日の体調や気分、飲酒量や内容、気づいたことなどをメモします。

③ 排尿した時間と尿量

大まかな排尿時間と排尿量を記入します。計量カップなどの容器に排尿し、尿量を測ってください。１回の排尿量や膀胱にためられる量がわかります。

④ 尿もれがあった時間と何をしていたか

尿もれがあったときは、その時間と量を記入しましょう。せきなどのきっかけがあれば記入します。量がわからなければ「？」でOKです。

⑤ それぞれの合計

排尿回数と尿量、尿もれ回数をそれぞれ合計します。そのうち、当日の朝２番目の尿から翌日の朝１番目の尿までを１日の排尿と考えます。

⑥ 翌日の日付、起床時間

就寝後最初の尿から翌日の朝１番目の尿の合計が夜間尿量となります。翌日の起床時間を記録しておくと、朝１番目のタイミングがわかりやすくなります。

目盛りつきの容器を用意して始める

尿量を測る容器は、目盛りつきの大きめの計量カップがよいでしょう。なければペットボトルの上部を切って五〇mLごとに目盛りをつけて使います。記録は二〜三日間おこないます。翌朝一番の排尿まで記録するのがポイントです。計量を意識しすぎると、排尿状態に影響してしまうことがあるので、おおよそでかまいません。

排尿日誌（例）

	時間	排尿（○印）	尿量（mL）	もれ（○印）	
	時から翌日の		時までの分をこの一枚に記載してください		
1	6時　45分	○	250mL		起床直後
2	8時　30分	○	100mL		
3	9時　20分		？mL	○	せきで少しもれた
4	10時　30分	○	80mL		
5	11時　30分	○	90mL	○	
6	12時　40分	○	110mL		
11	21時　30分	○	80mL		
12	22時　30分	○	130mL		就寝直前
13	1時　30分	○	110mL		
14	3時　30分	○	90mL		
15	4時　30分	○	70mL		
16	6時　30分	○	180mL		起床直後
	計	15回	1500mL	3回	

排尿日誌はここをチェック

排尿日誌をみると、「どんな病気や症状があるのか」が詳しくわかります。下記のポイントをみていきましょう。

昼間尿量

起床後２回目の排尿から就寝直前までの尿量の合計

夜間尿量

夜間、就寝中に起きて排尿した尿量と起床後１回目の尿量の合計

1日の尿量

起床後２回目から、翌朝１回目までの尿量の合計

昼間の排尿回数

朝起きてから、寝るまでの間の一般的な排尿回数は７回以下です。８回以上の排尿があれば、「昼間頻尿」となります。

▼一般的な１日当たりの昼間の排尿回数

１日７回以下

1日の尿量

一般的な１日の尿量は「体重(kg)×40mL以下」が目安です。それ以上の場合は「多尿（→P22）」とされ、水分摂取量の見直しが必要です。

▼一般的な１日の尿量

体重１kgあたり
40mL以下

体重50kgの人の場合、１日の尿量は2000mL以下なら正常

尿もれの有無、どんなときにもれるか

突然の強い尿意があり、間に合わずにもれるのなら「切迫性尿失禁」、腹圧がかかったときに少量もれるなら「腹圧性尿失禁」が疑われます。

- **突然の強い尿意がある**
  ➡切迫性尿失禁
- **腹圧でもれる**
  ➡腹圧性尿失禁
- **上のどちらもある**
  ➡混合性尿失禁

1回の排尿量

一般的な1回の排尿量は200㎖以上が目安です。1回の排尿量が少なく、頻尿がある場合は、膀胱の容量が低下している可能性があります。

▼一般的な1回の排尿量

200㎖以上

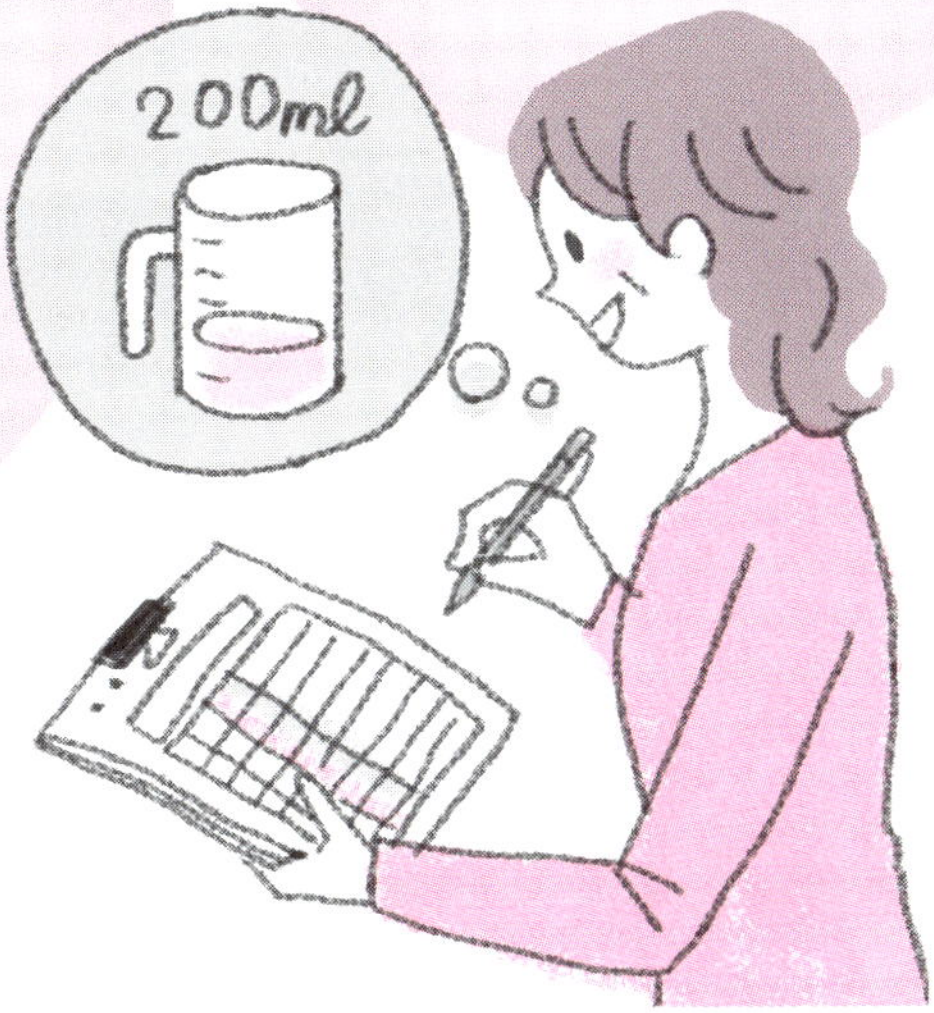

夜間の排尿回数や夜間尿量

夜間、就寝中に起きて排尿に行く回数や尿量を計算します。夜間の尿量が1日の尿量の33%を超えた場合は、「夜間多尿（→P22)」とされます。

▼一般的な夜間の排尿回数・尿量

- **1回以下**
- **1日の尿量の33%以下**

受診時に持っていこう

排尿日誌からは、一日の排尿回数や尿量はもちろんのこと、一回の排尿量や昼間・夜間の排尿量などさまざまなことがわかります。これらの情報があると、医師は尿トラブルの原因を突き止めやすくなりますし、スムーズな診断は早期治療にもつながります。二〜三日だけでよいので、排尿日誌をつけて、受診時に持参しましょう。

COLUMN

「受診はちょっと……」と思うなら市販薬を試してみる

市販薬を使ってみるのもひとつ

「頻尿や尿失禁で困っているけれども、受診はちょっと迷う」という場合は、市販薬を試してみるのもひとつの方法です。改善薬はいくつか市販されています。左記のうち「バップフォーレディ」と「レディガードコーワ」は、医師が用いる処方薬を一般用に転用した「スイッチOTC医薬品」で、処方薬と同じ有効成分が配合されています。

効果があれば過活動膀胱と考えて

もし市販薬で効果があった場合、過活動膀胱と考えられます。受診して相談してみるのがよいでしょう。受診時は、使った市販薬も忘れず持参しましょう。診断が下れば有効成分が多い処方薬に切り替えられるので、より効果が期待できます。

市販薬で効果がなければ、別の病気が隠れている可能性も考えられます。放っておかないようにしてください。

▼主な市販薬

バップフォーレディ®

膀胱の異常な収縮を抑える抗コリン作用をもつ。女性の尿意切迫感に

ハルンケア®

漢方薬の「八味地黄丸」由来の８種類の生薬を使用。男性も服用可

レディガードコーワ

有効成分「フラボキサート塩酸塩」を配合。女性の頻尿や残尿感に

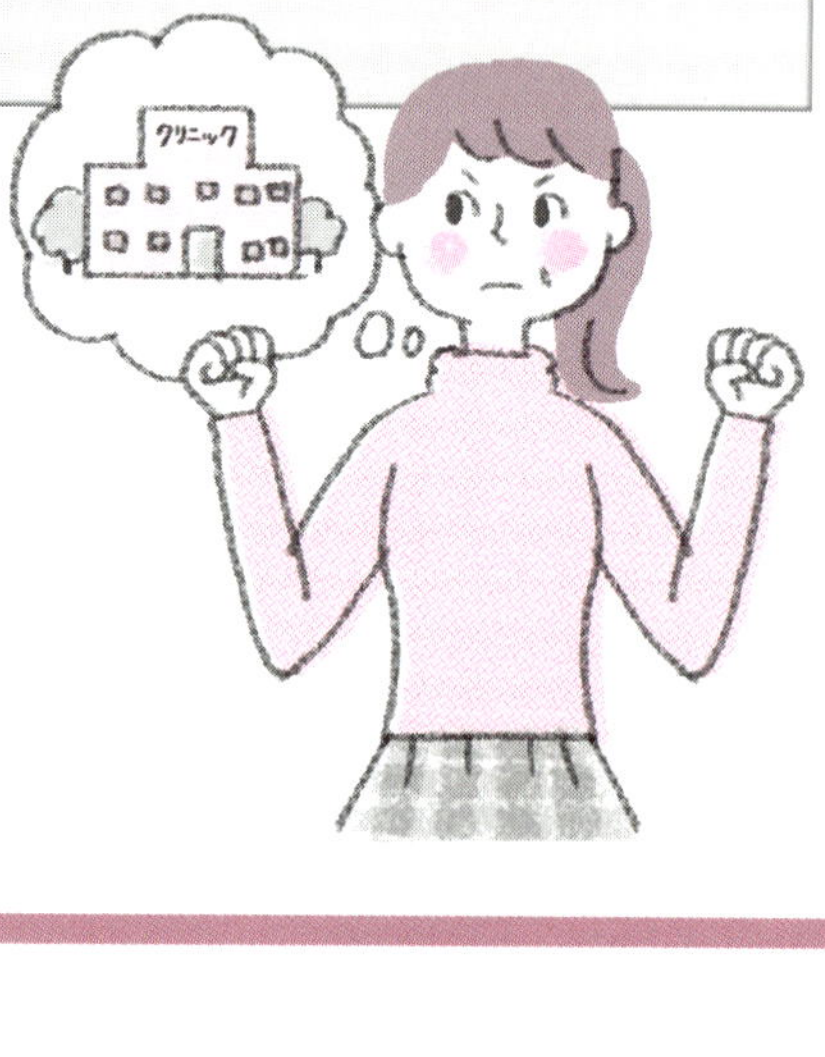

3

治療は頻尿・尿もれを止める行動療法から

過活動膀胱の治療では「行動療法」が重要です。排尿にかかわる筋肉を鍛えたり、減量や水分のとり方の工夫をしたり、患者さん自身がおこないます。じつはこの行動療法だけで症状が改善する人もたくさんいるのです。生活のなかに新たな習慣として組み込んでいきましょう。

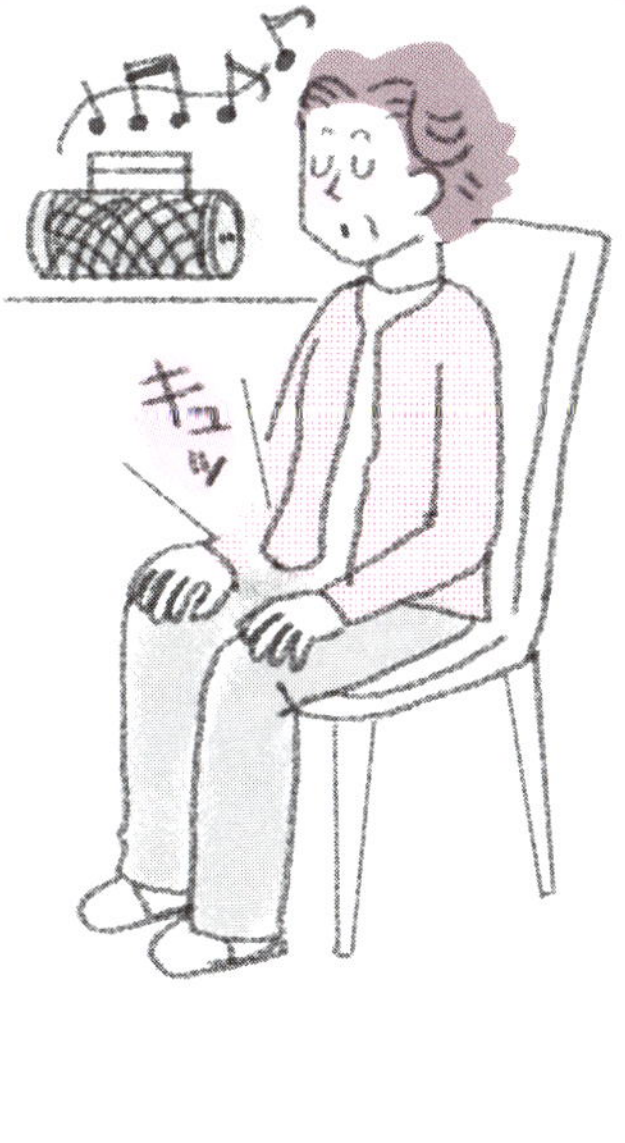

治療の流れ

行動療法から始めて、薬・手術を考える

過活動膀胱の治療は前立腺肥大症や骨盤臓器脱などがあるかどうかで変わります。しかし、いずれの場合にもまずは行動療法に取り組みます。

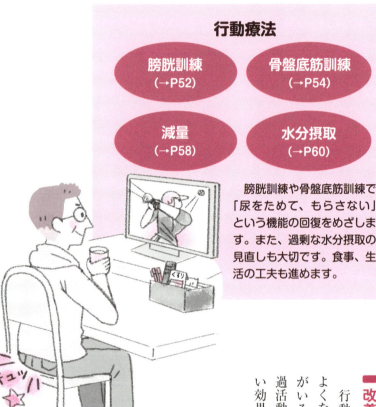

行動療法だけで七割の人が改善している

行動療法というと、「そんなによくならないのでは?」と思う人がいるかもしれません。しかし、過活動膀胱に対する行動療法は高い効果が認められています。たとえば、膀胱訓練では七五%、骨盤底筋訓練では六〇~八〇%の改善効果が報告されています*。

副作用もなく、難しいものではありません。きちんと取り組めばそれだけで改善したという人が大勢います。受診を迷う人は、まず自分で行動療法をおこなうのもよいでしょう。

(*日本排尿機能学会　過活動膀胱診療ガイドライン作成委員会『過活動膀胱診療ガイドライン[第2版]』2015)

まずは行動療法をおこなう

過活動膀胱の治療では前立腺肥大症や腹圧性尿失禁などの合併症がある場合でも、まずは行動療法に取り組みます。

行動療法

- 膀胱訓練 (→P52)
- 骨盤底筋訓練 (→P54)
- 減量 (→P58)
- 水分摂取 (→P60)

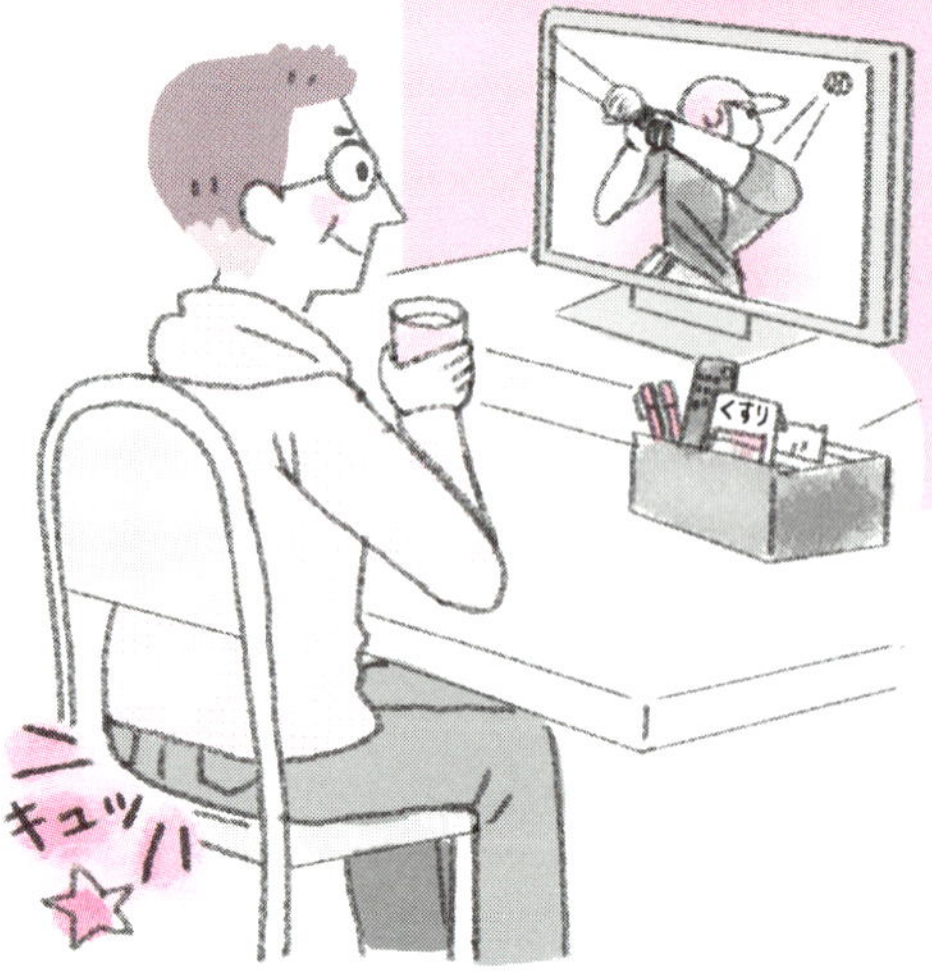

膀胱訓練や骨盤底筋訓練で「尿をためて、もらさない」という機能の回復をめざします。また、過剰な水分摂取の見直しも大切です。食事、生活の工夫も進めます。

「難治性」と判断されることも

行動療法と薬物療法を３ヵ月以上おこなっても十分な効果が得られない場合を「難治性過活動膀胱」といい、下記の治療を検討します。

- **ボツリヌス毒素を注入する** （→P94）
- **仙骨神経を刺激する** （→P96）

合併症の有無でその先が変わる

合併症がある場合はその治療を優先します。ない場合は過活動膀胱の薬物療法をおこないます。

男性の場合

前立腺肥大症

ある

前立腺肥大症の治療

行動療法とともに、薬物療法をおこなう。肥大した前立腺を切り取る手術もあり、身体的負担が少なく高齢でも受けられる手術が複数登場している（→P76～79）

ない

過活動膀胱の薬物療法

行動療法に加え、膀胱の筋肉を弛緩させて尿をためられるようにする薬や、膀胱の過剰な収縮を抑える薬を使う

β_3作動薬 （→P70）

抗コリン薬 （→P72）

女性の場合

腹圧性尿失禁や骨盤臓器脱

腹圧性尿失禁がある

腹圧性尿失禁の治療

切迫性尿失禁と腹圧性尿失禁を合併している混合性尿失禁（→P25）の場合、行動療法とともに、腹圧性尿失禁の治療が必要。手術も有効（→P80）

骨盤臓器脱がある

骨盤臓器脱の治療

行動療法に加え、腟内にペッサリーを挿入する方法や、メッシュで骨盤内の臓器を支える手術がおこなわれる（→P82～85）

ない

過活動膀胱の薬物療法

男性の場合と同様、行動療法とともにβ_3作動薬や抗コリン薬を使う薬物療法をおこなう

膀胱訓練

尿意を感じたらそのまま3分がまんする

重要な行動療法のひとつが、「膀胱訓練」です。尿意をがまんして、排尿間隔を少しずつのばしていきます。トイレに駆け込む頻度が減り、QOLが向上するはずです。

「トイレに行きたい」をがまんする

膀胱訓練は、トイレに行きたくなったときに尿道をギューッと締めてがまんする訓練です。尿意を感じたら、そのつどおこないます。

① 尿意を感じたらスタート

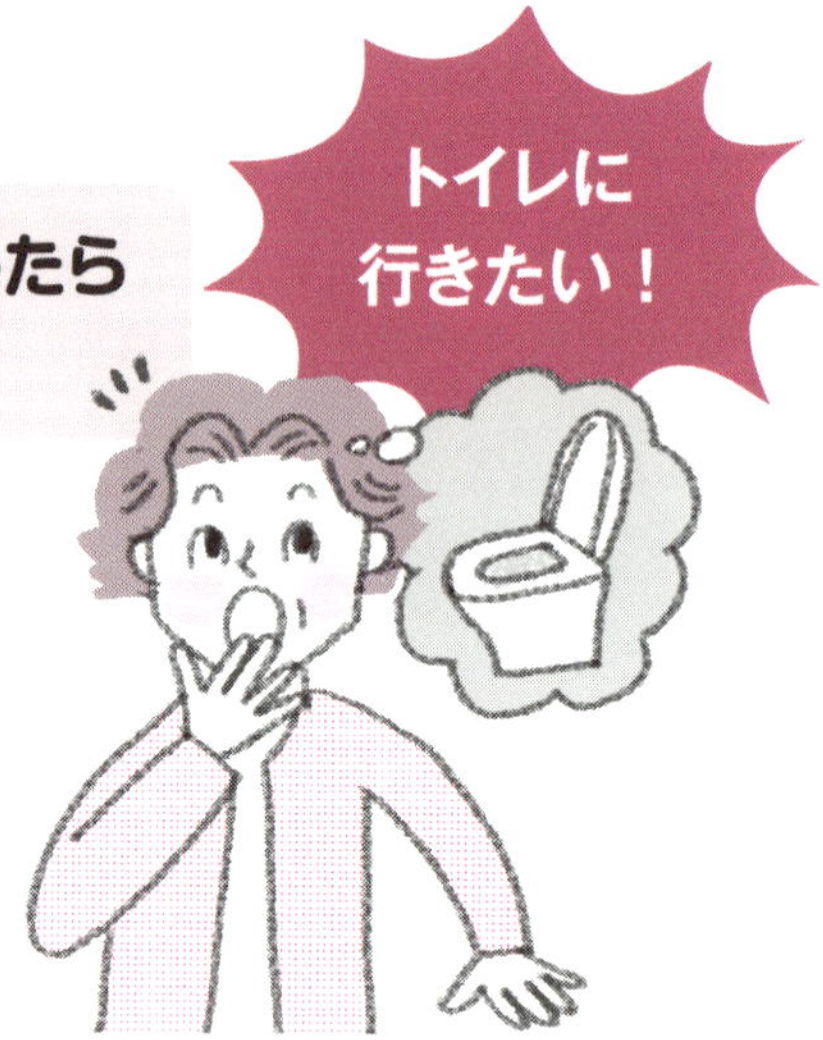

排尿時に痛みや熱感があったり、血尿が出たり、尿の出が悪い場合は、尿路感染症や尿路結石の可能性があります（→P29）。自己判断で無理に訓練せずに、必ず受診しましょう。

② 落ち着いて尿道を締めてがまんする

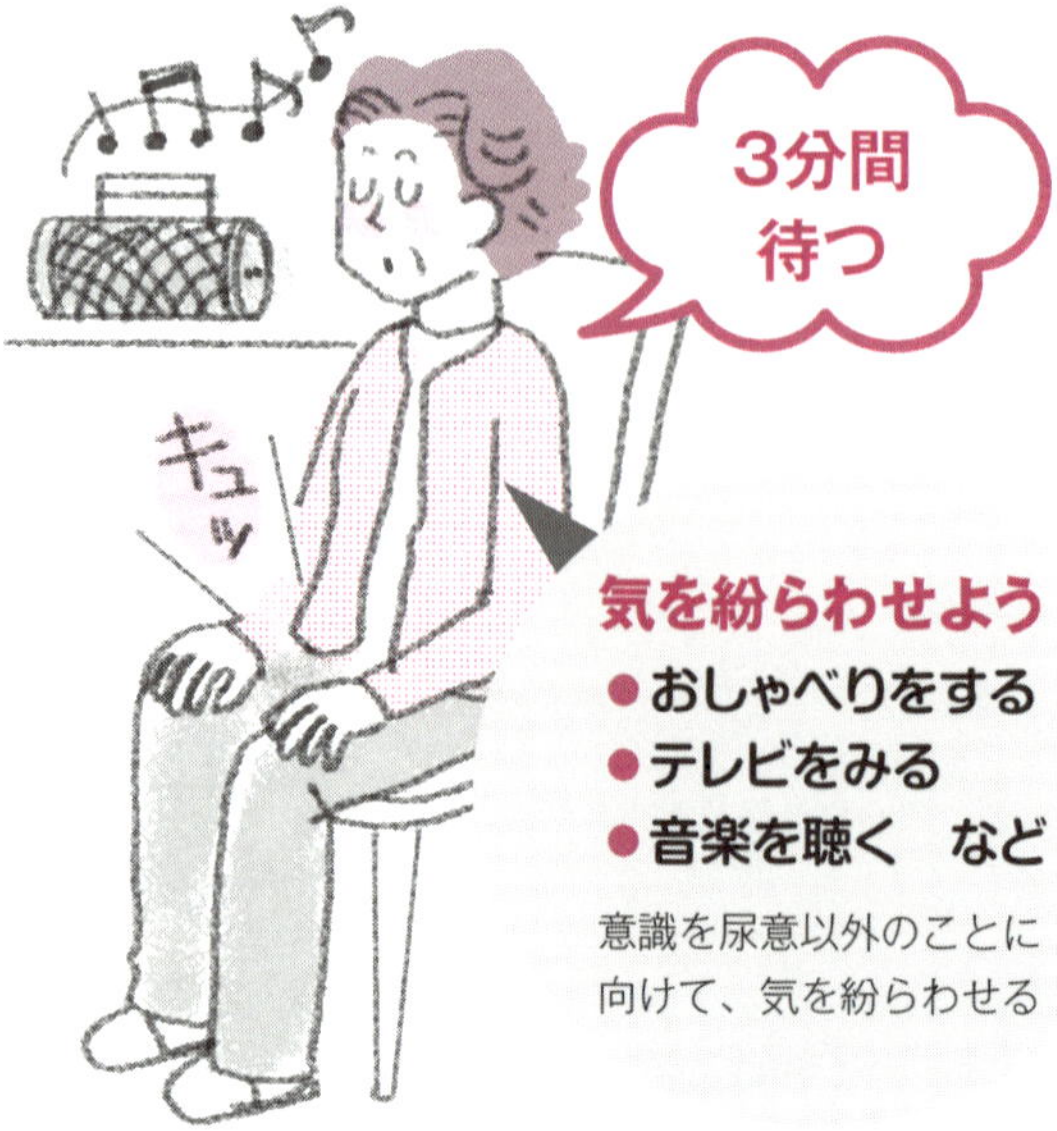

いすに座り、尿道をギューッと5秒ほど締めます。すると、膀胱がゆるんで尿意が一時的に和らぎます。ふたたび尿意が起こったら同じことをくり返します。

気を紛らわせよう

- おしゃべりをする
- テレビをみる
- 音楽を聴く　など

意識を尿意以外のことに向けて、気を紛らわせる

強い尿意があっても膀胱はまだためられる

過活動膀胱では非常に強い尿意が現れますが、膀胱が尿でいっぱいになっているわけではありません。まだためられる状態なのに膀胱が収縮し、尿意が起こってしまうのです（→P11）。そこで、トイレに行くのをがまんするのが「膀胱訓練」です。骨盤底筋訓練（→P54）と一緒に続けると、より長くがまんできるようになります。

③ 3分たったらトイレへ

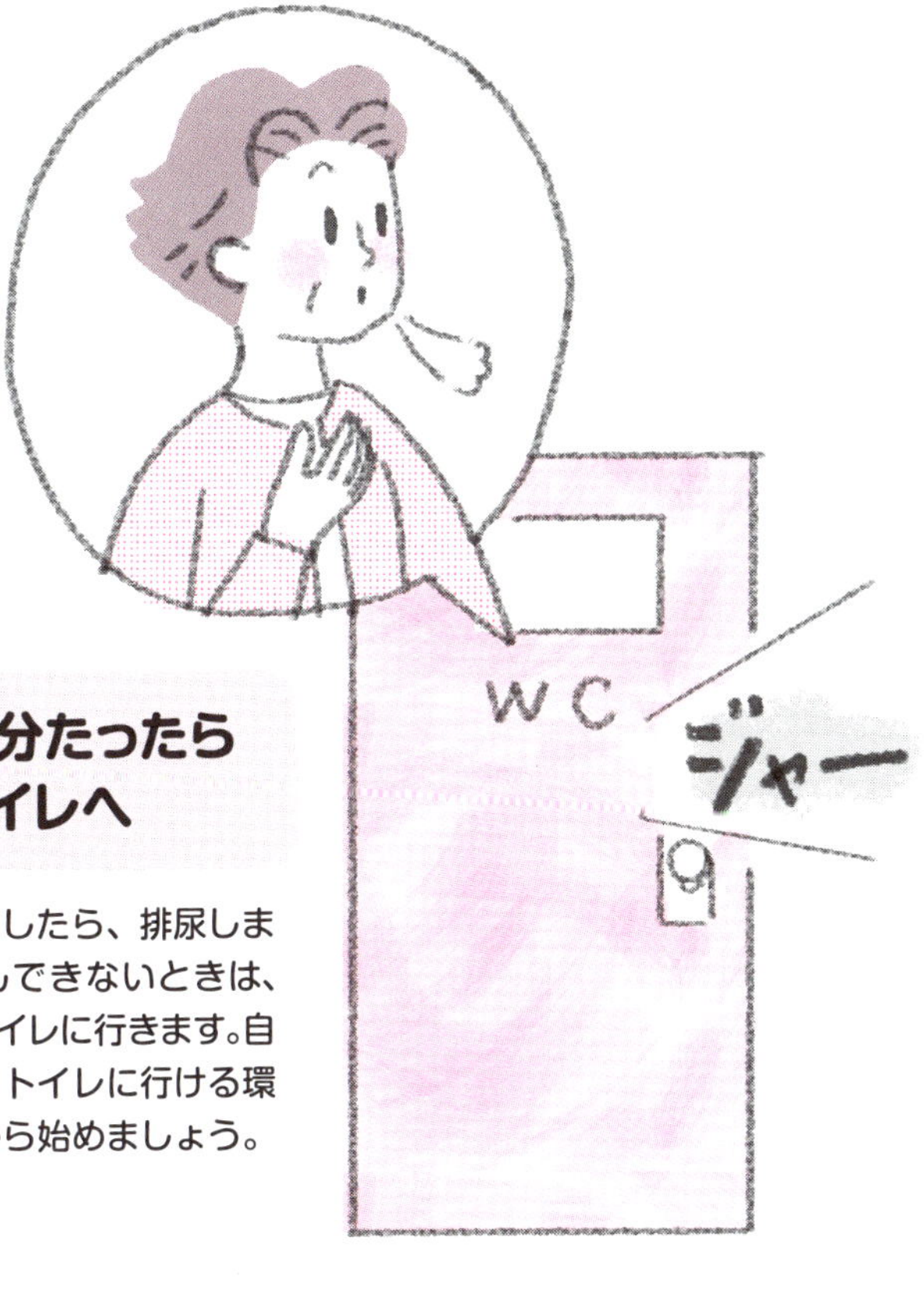

3分間がまんしたら、排尿しましょう。がまんできないときは、無理をせずにトイレに行きます。自宅など、すぐにトイレに行ける環境で、短時間から始めましょう。

少しずつ排尿間隔をのばす

排尿をがまんする時間は、徐々にのばします。訓練を続ければ、排尿間隔が2～3時間になります。

がまんする時間

3分 → 5分 → 10分 → 15分

最終的には

60~90分

➡排尿間隔が2~3時間になる

排尿を2～3時間がまんできるようになると、1日の排尿回数が少なくなります。排尿日誌をつけると、効果がわかります。

骨盤底筋訓練

毎日45回以上、骨盤底筋を鍛える

膀胱訓練といっしょに、毎日取り組んでほしいのが「骨盤底筋訓練」。やればやるほど尿道を締める力が高まり、頻尿や尿もれの改善につながります。

男女ともに尿道を締めている

骨盤底筋は、正確には複数の筋肉から成る筋群で、膀胱などの骨盤内の臓器を支えています。骨盤底筋を鍛える骨盤底筋訓練は、尿道を締める「尿道括約筋」を鍛えることで頻尿や尿もれの改善に確かな効果があります。

［男性の骨盤底筋］

男性の場合は膀胱と直腸を支えていて、尿道や肛門を締める役割がある

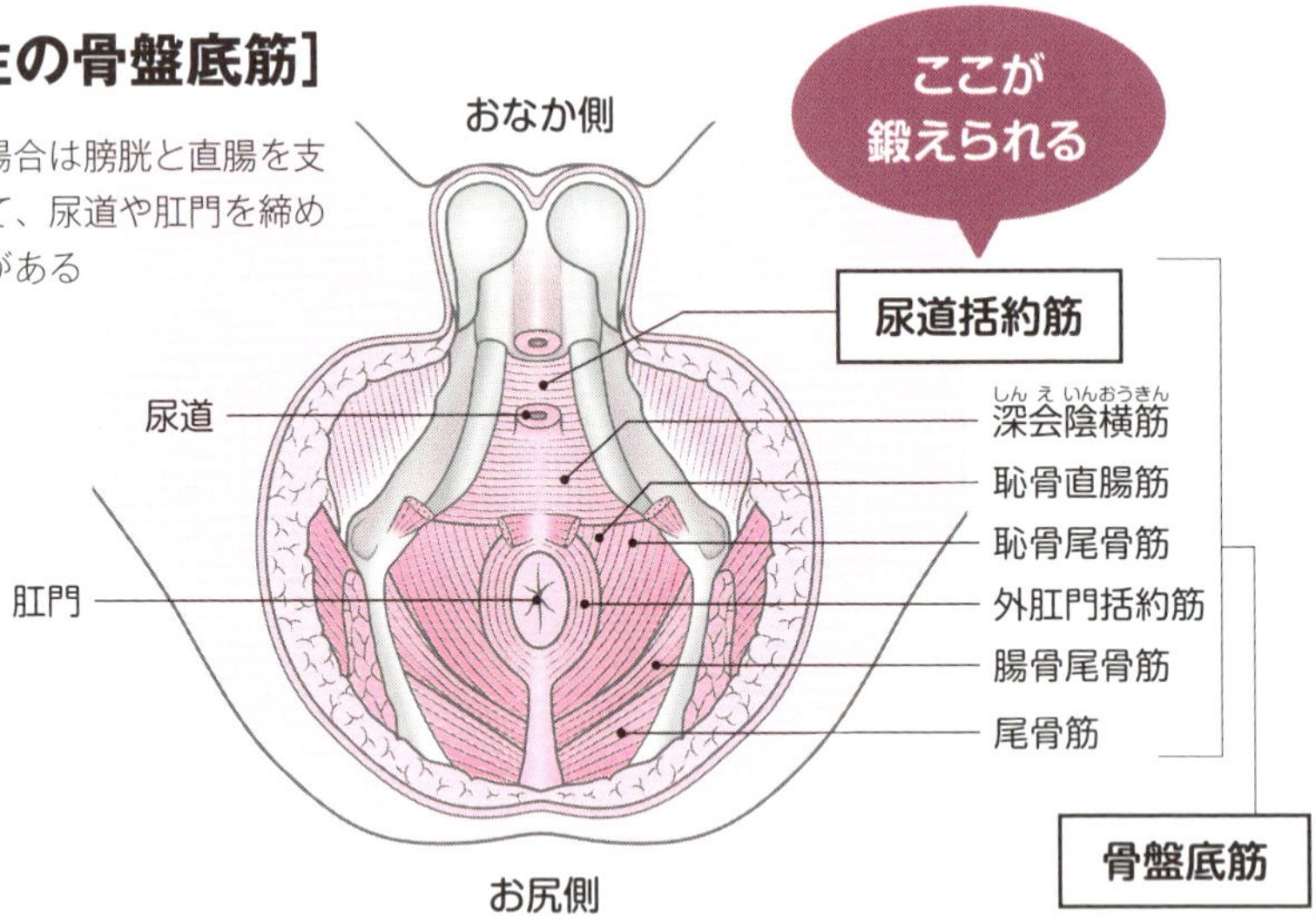

［女性の骨盤底筋］

女性の場合は膀胱、子宮、直腸を支えていて、尿道、膣、肛門を締める役割がある

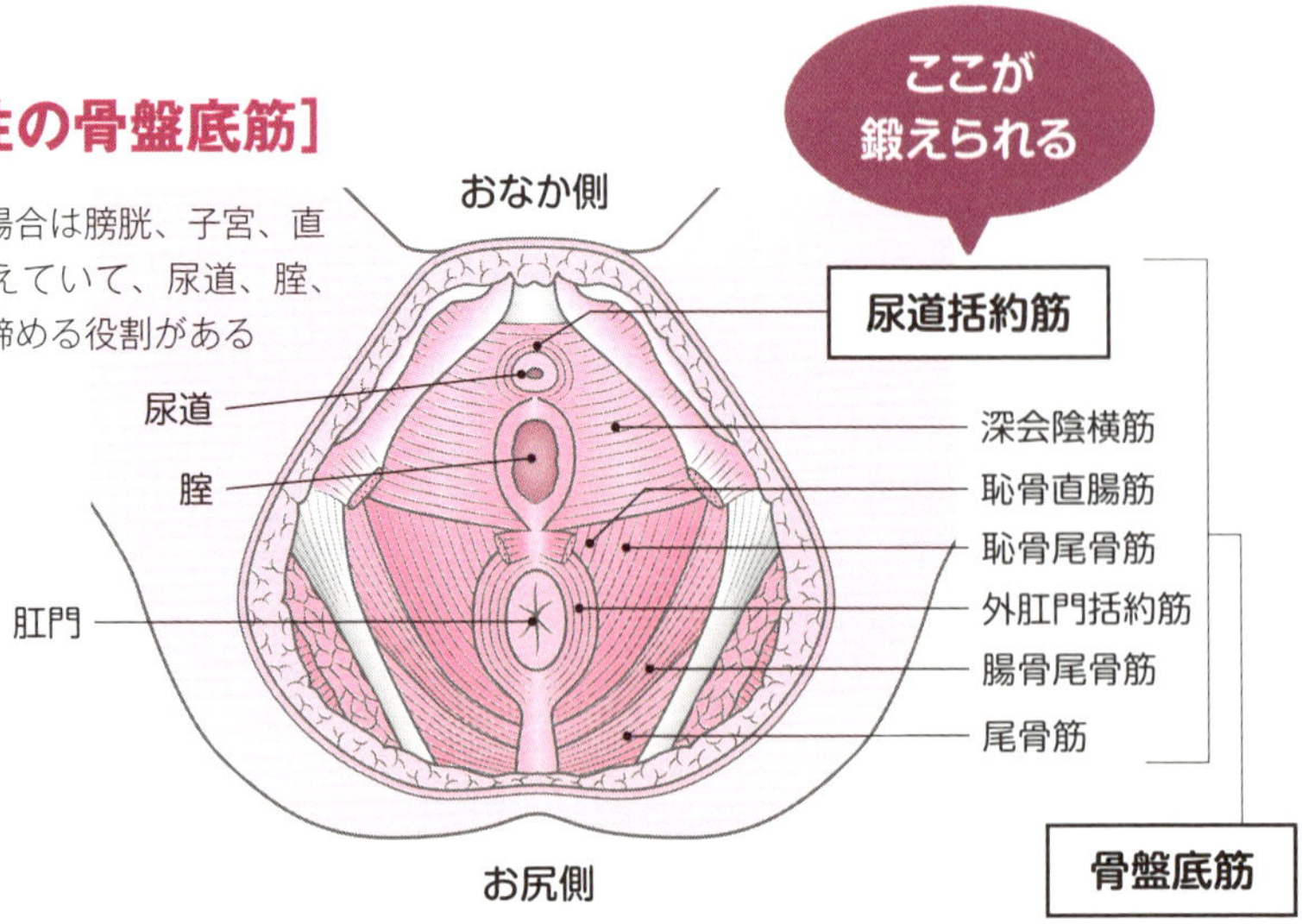

2つのルールがある

「骨盤底筋訓練が正しくできているのかわからない」と不安に思う人は多くいます。じつは「正しくやること」よりも大切な2つのルールがあるのです。

1 やり方より回数にこだわる

骨盤底筋訓練は鍛えていることを実感しにくく、自分の方法であっているかどうか不安に思う人が多くいます。しかし、正しいやり方に固執するより、回数をこなすほうが効果的です。まずは1日45回、できる人は60回以上おこないましょう。

2 最低でも2ヵ月続ける

回数とともに重要なのが、続ける期間。研究によると、効果が出るまでには最短で2ヵ月、平均3ヵ月かかることがわかっています。生活習慣のひとつとして続けていきましょう。

こんな工夫で続けやすくなる

- 「○○しながら」を取り入れる
- 「○○になったらやる」ときっかけを決めておく
- 目標を決め、記録をつける

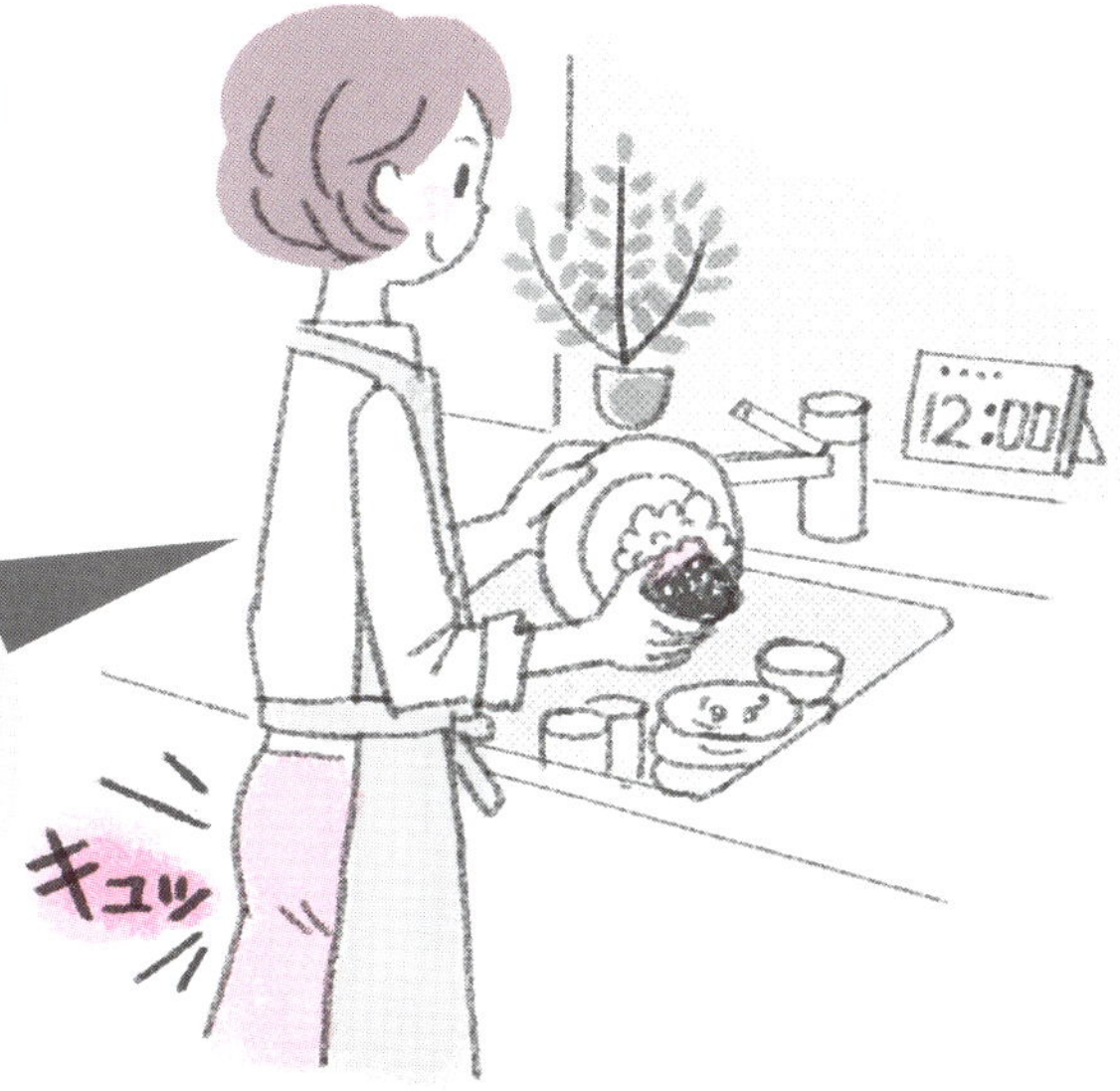

ケース

骨盤底筋訓練でみるみる尿もれがよくなった！

閉経以降、尿もれに悩んでいたFさん。泌尿器科で相談したところ、骨盤底筋訓練をすすめられました。電車移動中やSNSをするときなどに「ながら」訓練を続けると、尿もれの頻度が激減。効果を実感しています。

尿道を締める力を高める

尿意を感じたときにおこなう膀胱訓練（→P52）が「練習試合」だとしたら、試合に向けた「筋トレ」にあたるのが「骨盤底筋訓練」です。骨盤底筋はさまざまな筋肉から成りますが、そのひとつが尿道を締める「尿道括約筋」。この尿道括約筋を締める力を高め、頻尿や尿もれの改善をめざします。

やってみよう 骨盤底筋訓練

準備　布団やマットにあお向けに寝る

　あお向けになって両足を開き、両膝を立てます。体の力を抜いてから始めましょう。

① おならをがまんするように肛門を締める

　おならをがまんするつもりで、肛門にギュッと力を入れます。肩が浮いたり、腹筋に力が入ったりしないように気をつけます。

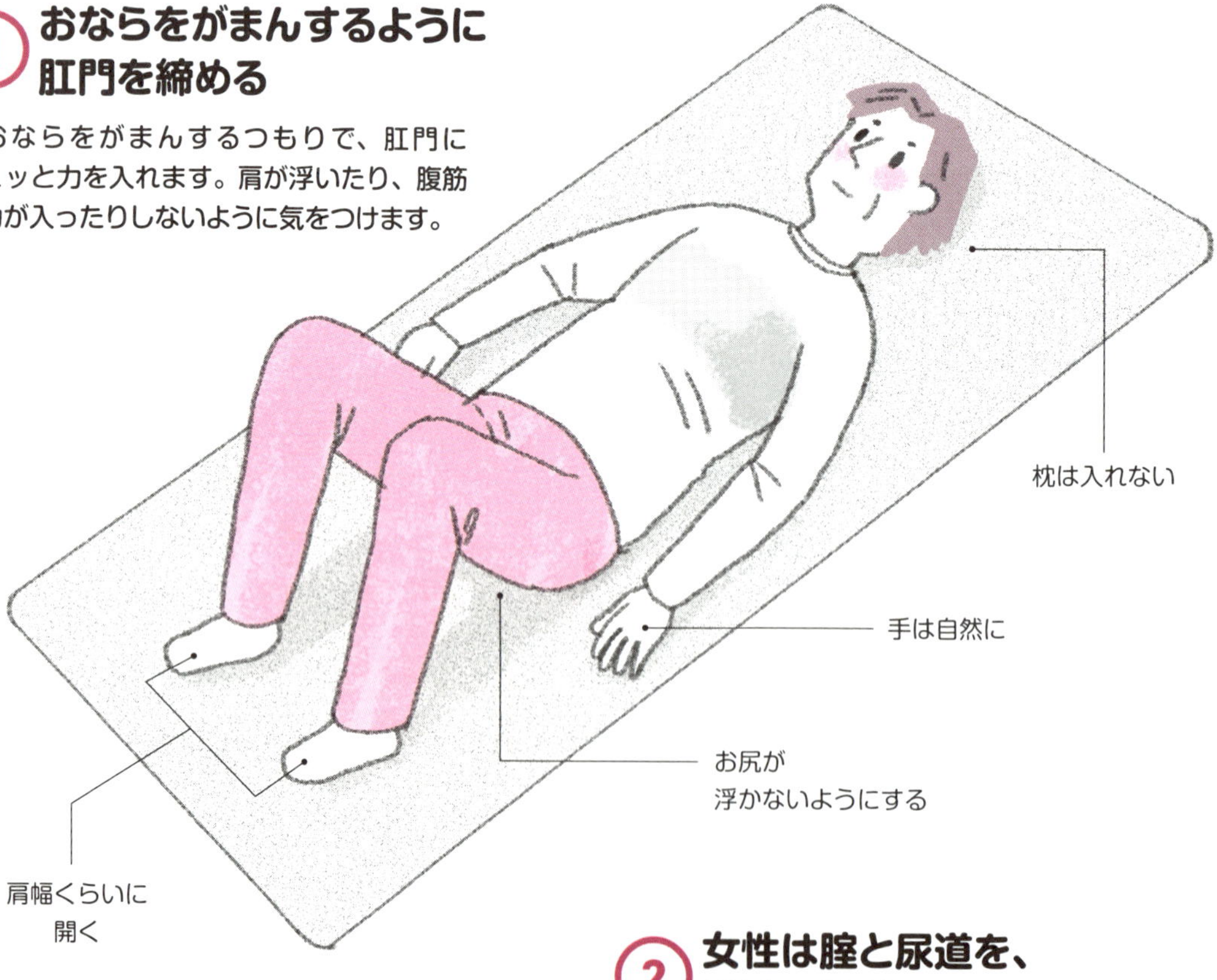

② 女性は膣と尿道を、男性は陰茎のつけ根を締める

　そのまま女性は膣と尿道を、男性は陰茎のつけ根をギュッと締めてください。尿や射精を途中で止めるような感覚です。

③ おへそのほうに引き上げるイメージで10秒間保つ

　そのまま上に引き上げるようにして、10秒間保ちます。呼吸は止めず､自然に続けてください。

バイオフィードバック療法もある

特殊な機器を用いて筋肉の動きを可視化し、骨盤底筋の使い方を身につける「バイオフィードバック療法」という方法もあります。一部の医療機関でおこなわれていますが、健康保険は適用外です。

余計な力は入れずにおこなう

□いきんでいない？
□おなか、脚、腰などに力が入っていない？
□お尻が浮いていない？

骨盤底筋訓練では、腹筋や太ももの筋肉などの大きな筋肉は動かしません。上記に当てはまる場合は、力を抜いて最初からやり直しましょう。

座ったり立ったりしておこなう

最初のうちはあお向けでおこなうのがいちばんわかりやすいでしょう。慣れると、座っているときでも立っているときでもできるようになります。やり方はあお向けと同じです。

不安なときは筋肉の締まり具合をチェックする

排尿時にチェック

トイレで排尿時に尿を途中で止めてみてください。完全に尿が止まらなくても、尿の勢いが弱まれば、骨盤底筋を使えている証拠です。その感覚を覚えて訓練を続けていきましょう。

入浴中にチェック

男性は肛門に、女性は腟の入り口に指を当てて、骨盤底筋訓練をやってみてください。肛門や腟がキュッと締まる感じがあれば、方法はあっています。

ケース

誰にも気づかれず骨盤底筋を鍛えています

密かに尿もれで悩んでいたGさんは、「骨盤底筋訓練は周りから気づかれずにできる」と知って、試してみることに。仕事中や家事の合間などに、毎日おこないました。２ヵ月を過ぎたころには、尿もれの回数が減り、安心して過ごせるようになったといいます。

減量

太っているなら、体重を減らすのが効果的

肥満がある人は「減量」も過活動膀胱対策のひとつ。特に、腹圧性尿失禁を合併した混合性尿失禁で高い効果があります。厳しい減量ではなく、体重の四～五％減で十分です。

過活動膀胱を悪化させる生活習慣病を防ごう

肥満の人が減量すると、頻尿・尿もれの改善が期待できます。また、肥満は高血圧などの生活習慣病の大きな要因であり、生活習慣病は過活動膀胱や前立腺肥大症のリスク因子といわれています。少しずつでも減量に努めてください。

膀胱が脂肪で圧迫されている

おなか周りについた脂肪は、常に膀胱に圧をかけます。押され続けている膀胱はわずかな刺激にも反応してしまうため、過活動膀胱が起こりやすくなるのです。

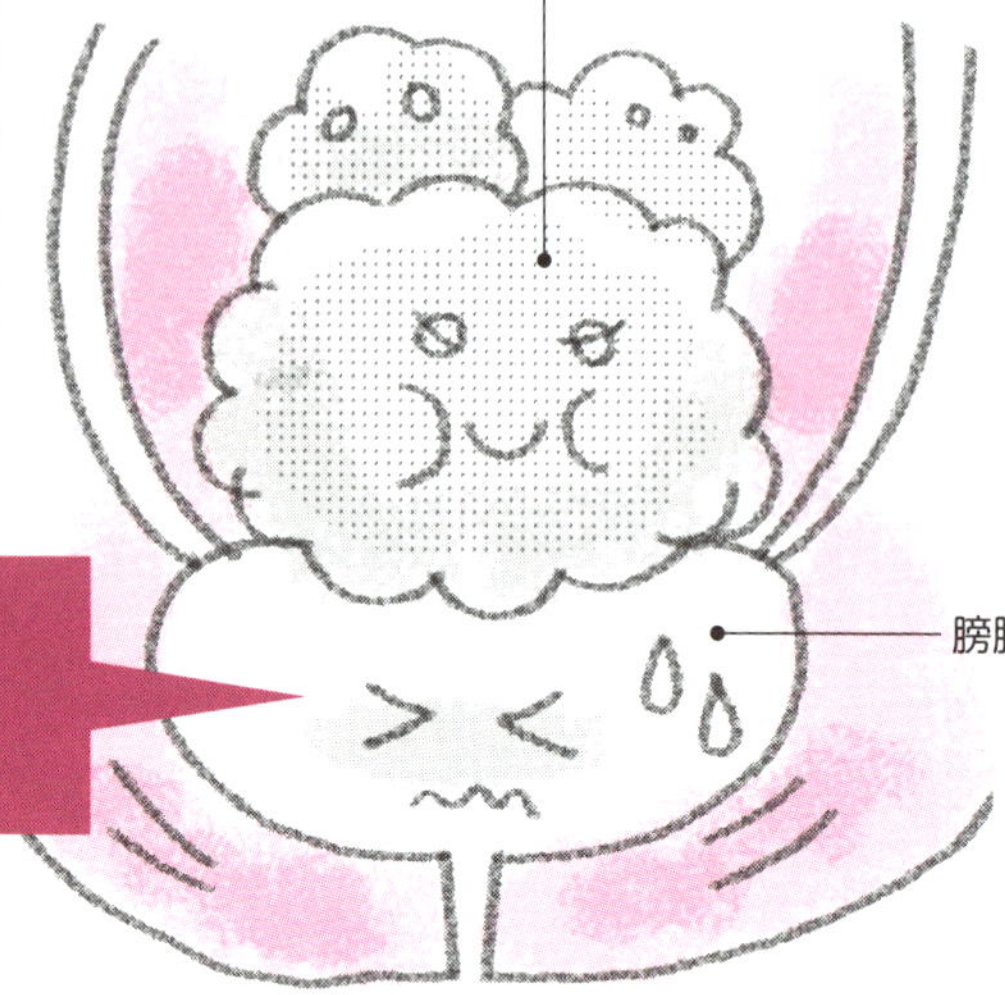

膀胱が常に圧迫されることで腹圧性尿失禁も起こりやすくなる。また、肥満が大きな要因となる生活習慣病は、体にとって有害な酸化ストレスを引き起こし、過活動膀胱をまねく血流障害を起こす

常に圧迫されている

↓

- 少し尿がたまるだけで尿意が起こる
- せきやくしゃみでもれやすくなる

↓

今より4～5％体重を減らす

減らすべき体重は「現在の体重(kg)×0.04～0.05」で算出できます。体重65kgの人の場合、減らすべき体重は「2.6～3.25kg」となります。

BMIが25に近いかどうかがポイント

減量が必要かどうかは「BMI」という指数で判定します。自分の身長と体重からBMIを算出し、25以上なら減量を始めてください。

●BMIの計算式

BMI ＝ 体重（kg）÷身長（m）÷身長（m）＝ □

日本のBMI基準

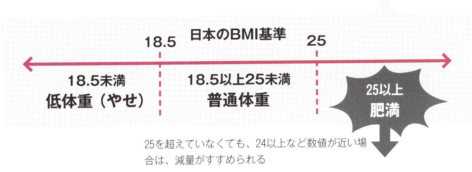

18.5未満	18.5以上25未満	25以上
低体重（やせ）	普通体重	肥満

25を超えていなくても、24以上など数値が近い場合は、減量がすすめられる

運動習慣をつける

ウォーキングなどの有酸素運動がおすすめです。骨盤内の血流が改善するため、過活動膀胱そのものにも改善効果が期待できます。

＋

食生活を改善する

食べ過ぎていないか、脂質や甘いものをとり過ぎていないかなどを見直し、栄養バランスを整えていきます。

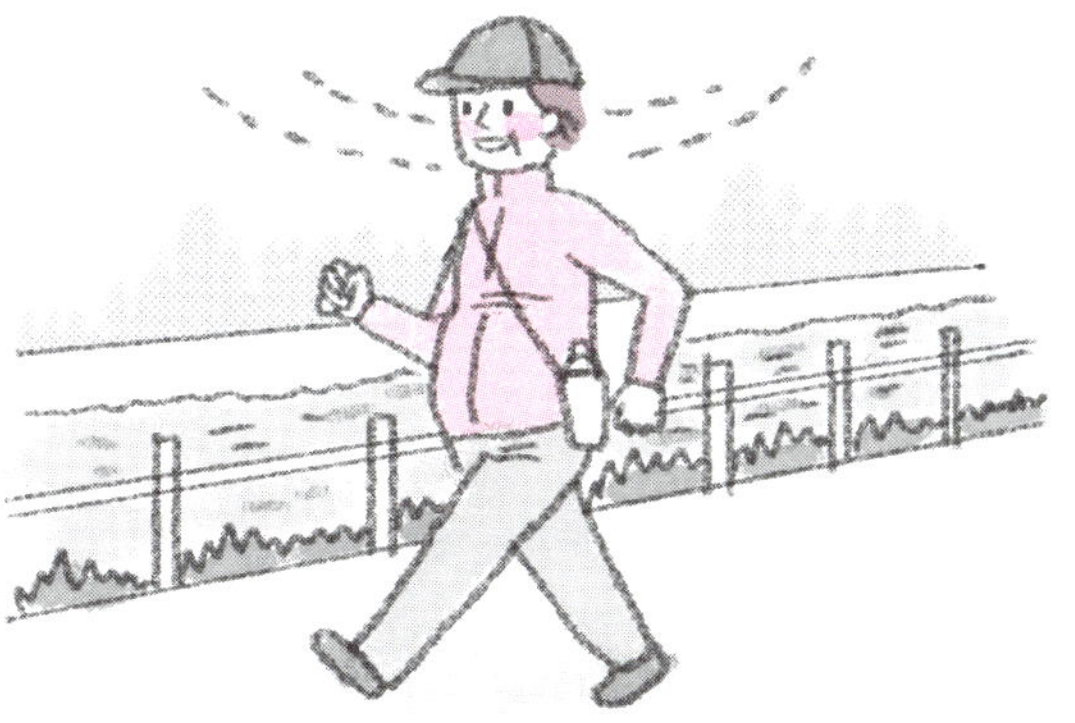

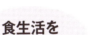

ケース

3kgの減量で尿もれが軽く

151㎝65㎏で肥満のHさん。血圧も高めだったので、体重の5％の3㎏減量に取り組むことに。何となく口にしていた間食をやめたところ、徐々に体重は減少しました。尿もれが減り、血圧も下がってきたと喜んでいます。

水分摂取

水分の摂取量、飲み方、種類を見直す

水分をたくさんとると、それだけ尿もたくさんつくられます。水分のとり過ぎが頻尿を悪化させていることに気づいていない人は少なくありません。とり方を見直しましょう。

排尿日誌（例）

	時間	排尿（○印）	尿量（mL）	もれ（○印）	
	時から翌日の		時までの分をこの一枚に記載してください		
1	6時　45分	○	250mL		起床直後
2	8時　30分	○	100mL		
3	9時　20分		？mL	○	せきで少しもれた
4	10時　30分	○	80mL		
5	11時　30分	○	90mL	○	
6	12時　40分	○	110mL		
11	21時　30分	○	80mL		
12	22時　30分	○	130mL		就寝直前
13	1時　30分	○	110mL		
14	3時　30分	○	90mL		
15	4時　30分	○	70mL		
16	6時　30分	○	180mL		起床直後
	計	15回	1500mL	3回	

摂取量が多くない？

１日の尿量は「体重(kg)×40(mL)」以下が一般的です。それより多い場合は、水分のとり過ぎの可能性があります。排尿日誌(→P46)でチェックしてみましょう。

この合計に注目!

起床後２回目から翌朝の起床直後までの合計が、１日の排尿量となる。一般的な量を超えていないかどうかをチェックする

多い場合は……

食事の内容を見直す

塩辛いものを食べると、のどがかわくので、水分を多くとりがち。また、野菜や果物には水分が多いので要注意です。

- **塩分の見直し（→P62）**
- **野菜や果物の見直し（→P63）**

水分摂取量を見直す

「血液をサラサラにしたいから」「健康にも美容にもいいから」などと思い、水分をとり過ぎている人が少なくありません。食事以外でとるべき、１日の水分摂取量を見直してみましょう。

- **1日の適切な水分摂取量は？**

体重（kg）× 20～25（mL）

通常は３回の食事で1000mLほどの水分をとっている。食事以外で摂取する水分量は、上記を目安に調整する

ケース

どうしても晩酌がやめられなくて……

夜中に何度もトイレに起きてしまうIさん。排尿日誌をつけてみると、晩酌をした日の夜に、ひんぱんにトイレに起きていることがわかりました。以来、晩酌の回数は減らしつつも、どうしても飲みたい日は「今夜は飲んだから起きる」と納得して折り合いをつけています。

就寝前には飲まない

夜間のトイレの回数を減らすには、就寝前の過ごし方がポイントです。「水分はとって３時間で尿になる」ことを意識して過ごしましょう。

- □寝る３時間前から水分を控える
- □寝る直前にトイレに行く

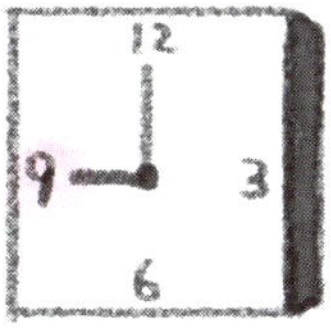

就寝３時間前から水分摂取は控えるのが基本。のどがかわくなら、１杯だけ水を飲む

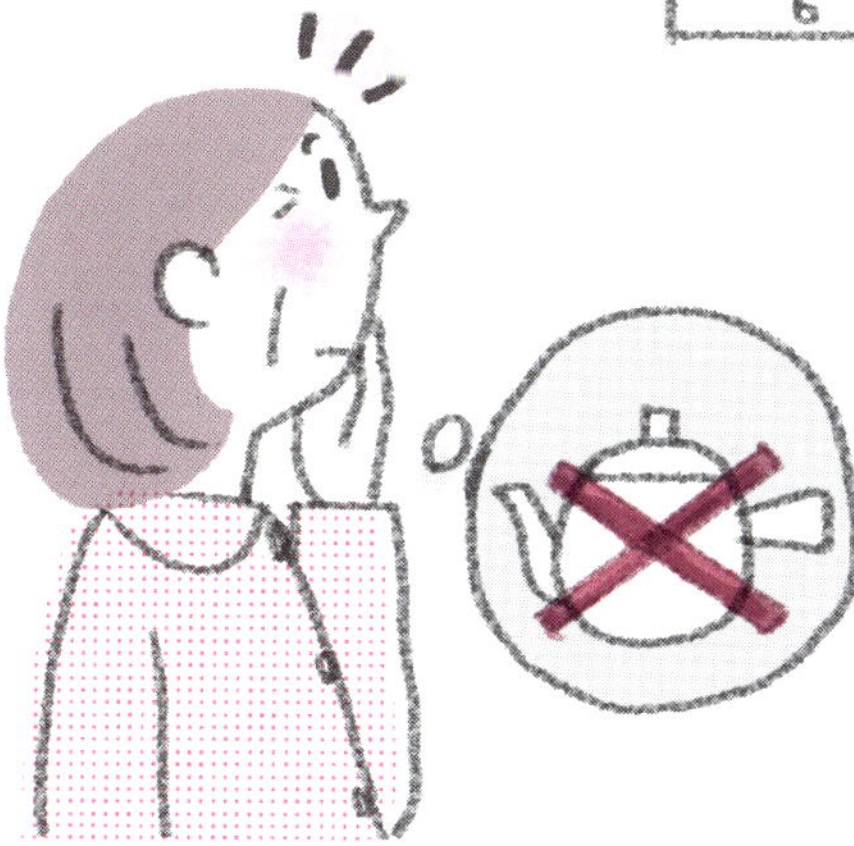

カフェイン・アルコールは控えめに

カフェインやアルコールには排尿を促進する「利尿作用」があるうえ、膀胱を刺激するのでトイレが近くなります。控えめを心がけます。

●アルコール飲料

・ワイン　・ビール　・紹興酒
・レモンサワー　など

●カフェインが多い飲み物

・コーヒー　・紅茶　・緑茶　など

●その他

・炭酸飲料　・柑橘系の飲み物

上記の飲み物には、利尿作用や膀胱を刺激する作用がある。特にレモンサワーは、アルコール・炭酸・柑橘系と３つも当てはまっている。カフェインを含む炭酸飲料であるエナジードリンクにも注意

「そんなに飲んでいない」という人こそ気をつける

意外と多いのが、水分のとり過ぎで悪化しているケースです。排尿日誌で一日の排尿量が体重(kg)×四〇(㎖)を超えていないか確認してみましょう。

カフェインを含む飲み物やアルコールを飲んだときは、排尿日誌にメモしておくと、関連がすぐわかります。日誌をつけるだけで頻尿が改善されることもあります。

食事

塩分、野菜、果物をとり過ぎない

一般に食事から摂取する水分量は一〇〇〇㎖ほどですが、食事内容によってはもっと多いことがあります。気をつけたいのは「塩分、野菜、果物」のとり方です。

塩分をとると水分が増える

体の塩分濃度は一定になるよう調整されています。塩分をとり過ぎると、濃度を薄めるため、たくさんの水分をとることになります。

▼塩分摂取量の平均と目標値

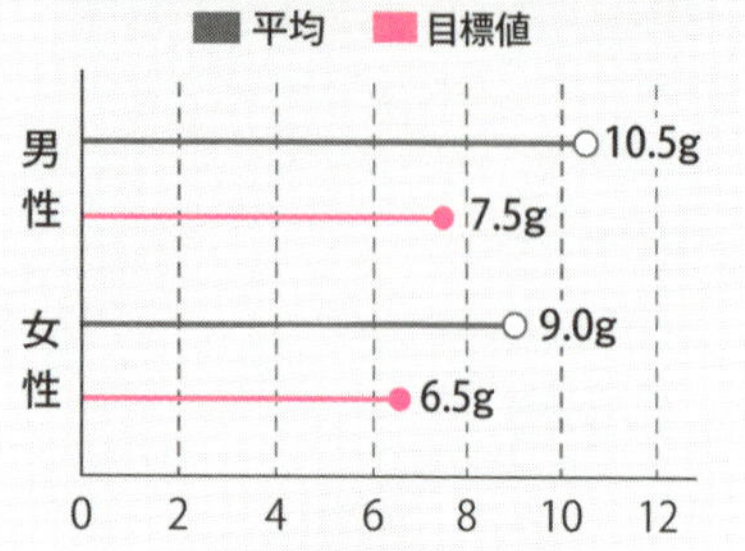

日本人は塩分をとり過ぎている傾向がある。目標達成には1日約2.5～３gの減塩が必要

（厚生労働省 令和4年国民健康・栄養調査結果、厚生労働省 日本人の食事摂取基準〔2025年版〕より作成）

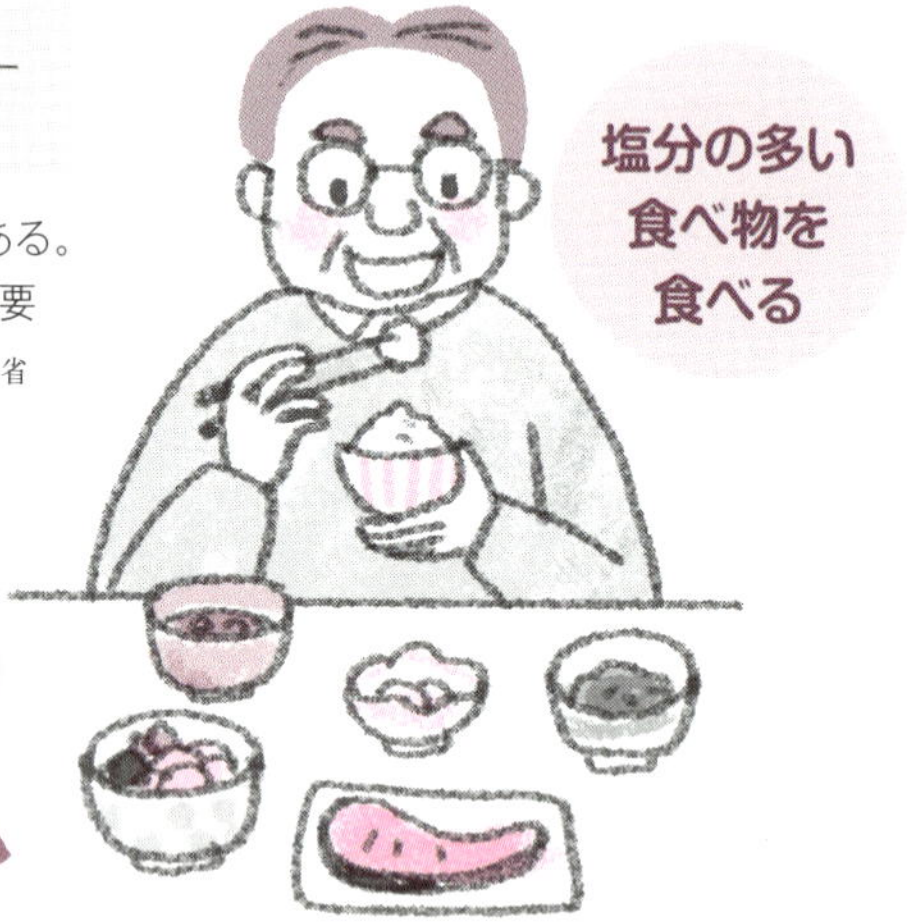

のどがかわき、水分をたくさんとる

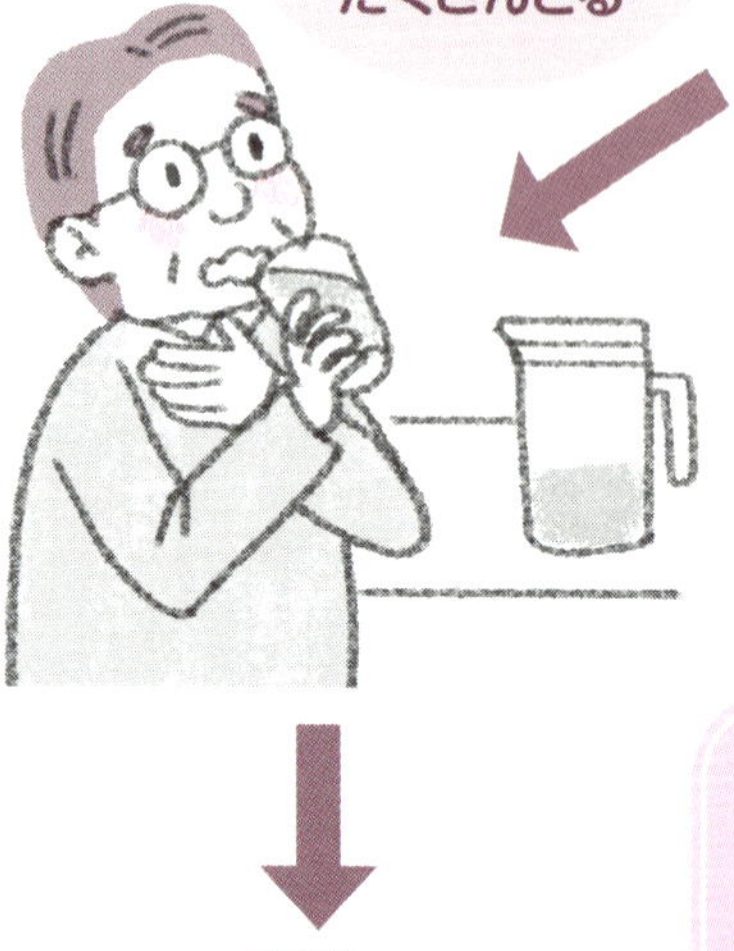

排尿回数が増える

体内の余分な塩分は、尿とともに排出されます。塩辛いものをとると、体は尿量を増やそうとたくさんの水分を求めるため、「のどがかわいた」と感じるのです。

改善のポイント

- 塩分の多い食べ物を避ける
- 栄養成分表示をチェックする
- 減塩の調味料を使う

食塩相当量は食品の栄養成分表示のラベルに記載されている。意識して、できるだけ少ないものを選ぶようにする

ケース

秋はナシ、冬はミカンをいくつも食べていました

果物が大好きなJさんは、秋はナシを1日2個、冬はみかんを3つ以上食べていました。思い切って果物を食べるのをやめてみると、トイレに行く回数があっという間に減少。今では食べる量を減らし、昼食後の楽しみにしています。

野菜や果物もとり過ぎに気をつける

野菜や果物は体によいイメージがありますが、じつはとり過ぎると、頻尿の原因になることもあるのです。下記のような習慣は見直しましょう。

☑食事は野菜ばかりをたくさん食べる

健康のためと、毎食、大盛りの生野菜をとっていると、水分の過剰摂取に。野菜のなかには利尿作用のある「カリウム」を多く含むものもあります。野菜を減らすか、食事以外の水分摂取量を調整しましょう。

☑おやつやデザートに果物をたくさん食べる

果物にもカリウムが多いものがあります。とるなら夕食後は避け、朝食か昼食でとるのがよいでしょう。とり過ぎると頻尿の原因になることがあるので、注意してください。

☑冬はいつも鍋料理

寒い季節においしい鍋料理ですが、野菜たっぷりのうえに、汁も多くとってしまいがち。意外と塩分が多いこともあるので注意してください。

☑夕食で大量の野菜を食べる

夕食で野菜をたくさん食べるのは、夜に水をたくさん飲むのと同じ。とった水分は3時間で尿になるので、夜トイレに起きる原因になります。

思いもよらぬところで水分をとっている

お茶やコーヒーもそれほど飲まない、アルコールも飲まない、それなのに尿が多い場合は、野菜や果物のとり過ぎかもしれません。

みずみずしい野菜や果物のほとんどは水分です。心当たりのある人は摂取量を見直してみましょう。特に夕方以降の摂取を控えてみてください。

禁煙にも取り組もう

40歳以下の女性を対象にした調査では、禁煙期間の長い人ほど、尿意切迫感や切迫性尿失禁が改善したという報告があります。喫煙している人は禁煙にも取り組みましょう。

生活の工夫①

冷えを防ぎ、体を締めつける衣服は避ける

頻尿や尿もれは、寒くなる季節に起こりやすいもの。じつは冷えや衣服での締めつけは、尿意と深い関係があるのです。冷えを防ぎ、体を締めつけない衣服を選んでください。

冷え・締めつけは過活動膀胱の大敵

「冷えを感じると、トイレに行きたくなる」というのは、多くの人が経験しているのではないでしょうか。実際、頻尿や尿もれは寒くなる冬場に増えますから、特に下半身は冷やさないよう気をつけてください。

また、体を締めつける服装も膀胱を圧迫して頻尿や尿もれが起こりやすくなります。簡単にできる工夫から試してみましょう。

冷えと尿意の関係

寒さや冷えを感じると、尿意を感じることがよくあります。これは寒冷刺激を感じるセンサーと、尿意を感じるセンサーが近くにあり、似ているからだと考えられています。

脳が勘違いをする

寒冷刺激が脳に伝わった際、脳が「尿意のセンサーが刺激された」と勘違いするために、尿意を感じることがあります。

膀胱のセンサーが刺激される

下半身で感知した寒冷刺激は脊髄を経て脳に伝えられます。このときに、膀胱にある尿意のセンサーも刺激されてしまい、尿意が起こるともいわれます。

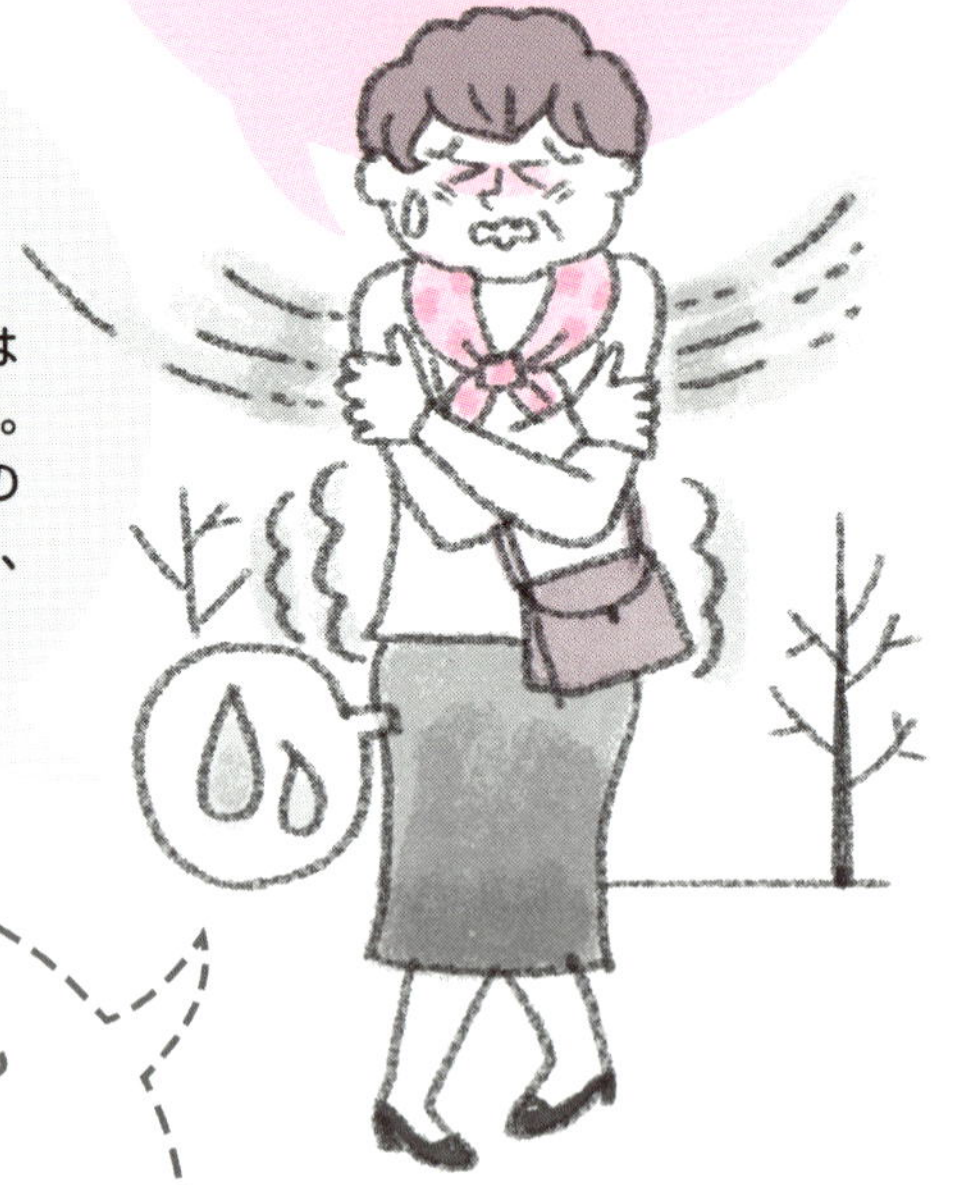

「ブルッ」とするのもセンサーのせい

排尿後の震えは、排尿の刺激を寒冷刺激のセンサーが感知してしまうために起こると考えられている

衣服と尿意の関係

衣服には、体の熱を逃がさず温めるという役割があります。その一方で、体を締めつけ過ぎて、尿意を招くこともあります。

トイレで うまく脱げない

体を強く締めつける衣服は着脱にも時間がかかります。間に合わずにもらしてしまうことも。ゆとりがある排尿しやすい衣服を選びましょう。

膀胱を 圧迫する

体を締めつける衣服を身に着けていると、常に腹圧がかかって膀胱が圧迫されます。膀胱に尿があまりたまっていなくても、尿意を感じやすくなります。

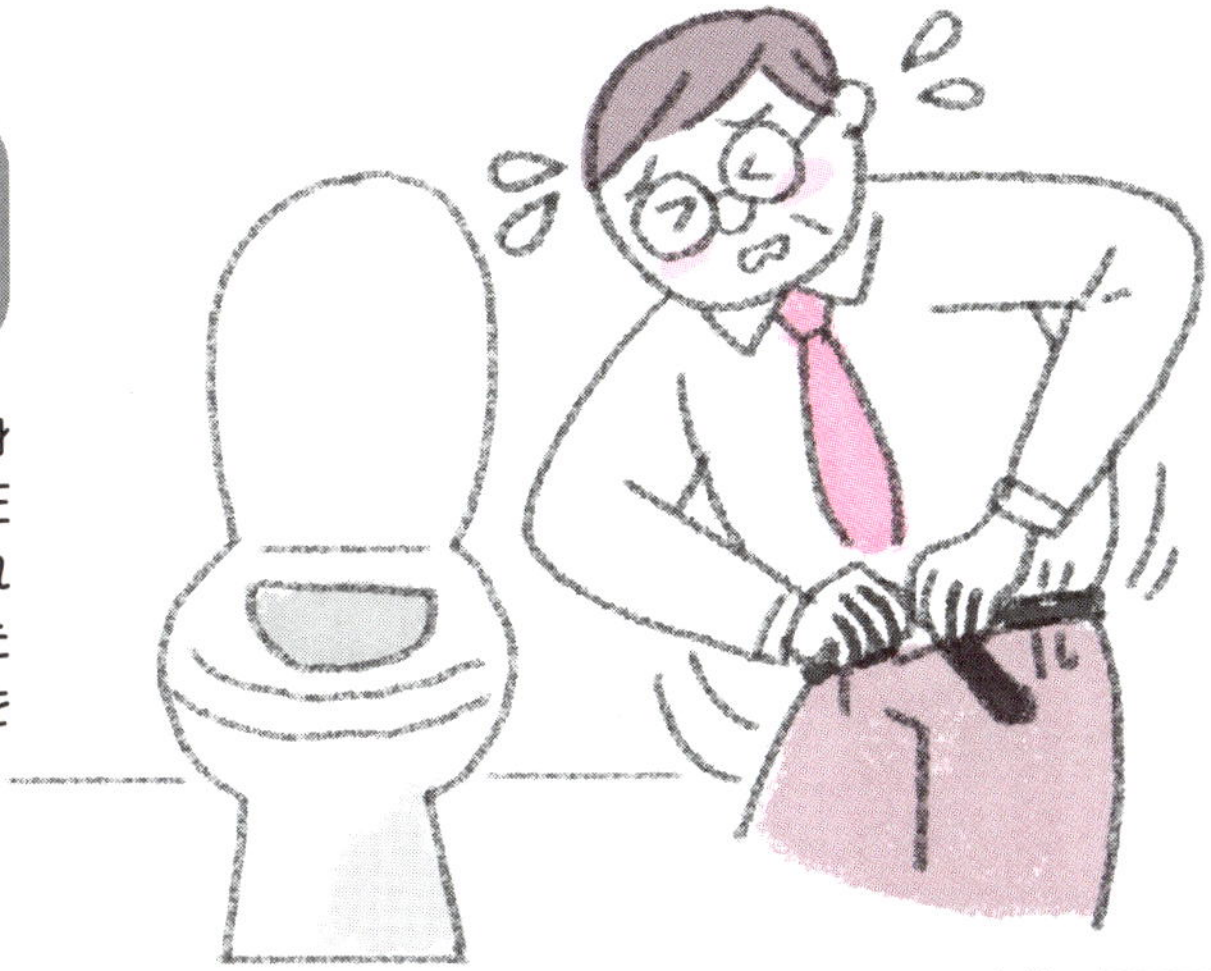

腰用のコルセット、骨盤や姿勢の矯正下着、きついベルトなど、締めつけの強い衣類は避ける

青竹踏み、 鍼治療を取り入れても

２分間の青竹踏みを１日２回、１ヵ月間続けると排尿回数が減り、冷えや便秘も改善したという研究があります。また、鍼治療も有効性が報告されています。「三陰交《さんいんこう》（ツボのひとつ。内くるぶしの頂点から指幅４本分上がったところ）」を自分で押したり、お灸をすえたりしてもよいでしょう。

(Minagawa, T. et al. BMC Complement Altern. Med. 2016)

ケース

遠出のときは着脱しやすい服にしています

頻尿や尿もれの不安から、旅行に行くのをためらっていたKさん。友人に誘われて久々に旅行へ行くにあたり、ウエストまわりがすべてゴムのズボンを購入。短いトイレ休憩でも焦らず着脱でき、締めつけもなく、快適に過ごせました。

生活の工夫②

専用のパッド・パンツがあると外出も安心

尿もれの不安から外出や楽しみを制限してしまう人も少なくありません。絶対にもらしたくないときは、専用のパッドやパンツがあれば、安心して過ごせます。いずれも、ネット通販などでも購入できます。

外出時などには心強い味方に

尿もれが不安で外出できないというときは、専用のパッドやパンツを使うとよいでしょう。適切な種類を選べば、周囲に気づかれることはまずありません。

ただし、行動療法をおこなっても、パッドなどを常用しなければならないなら、受診してください（→P69〜）。

目的やもれる量で選ぶ

尿もれ対策グッズには、下着につけて使うパッドと、通常の下着と同じ形のパンツがあります。目的や尿もれの量に応じて選びます。

［女性用］

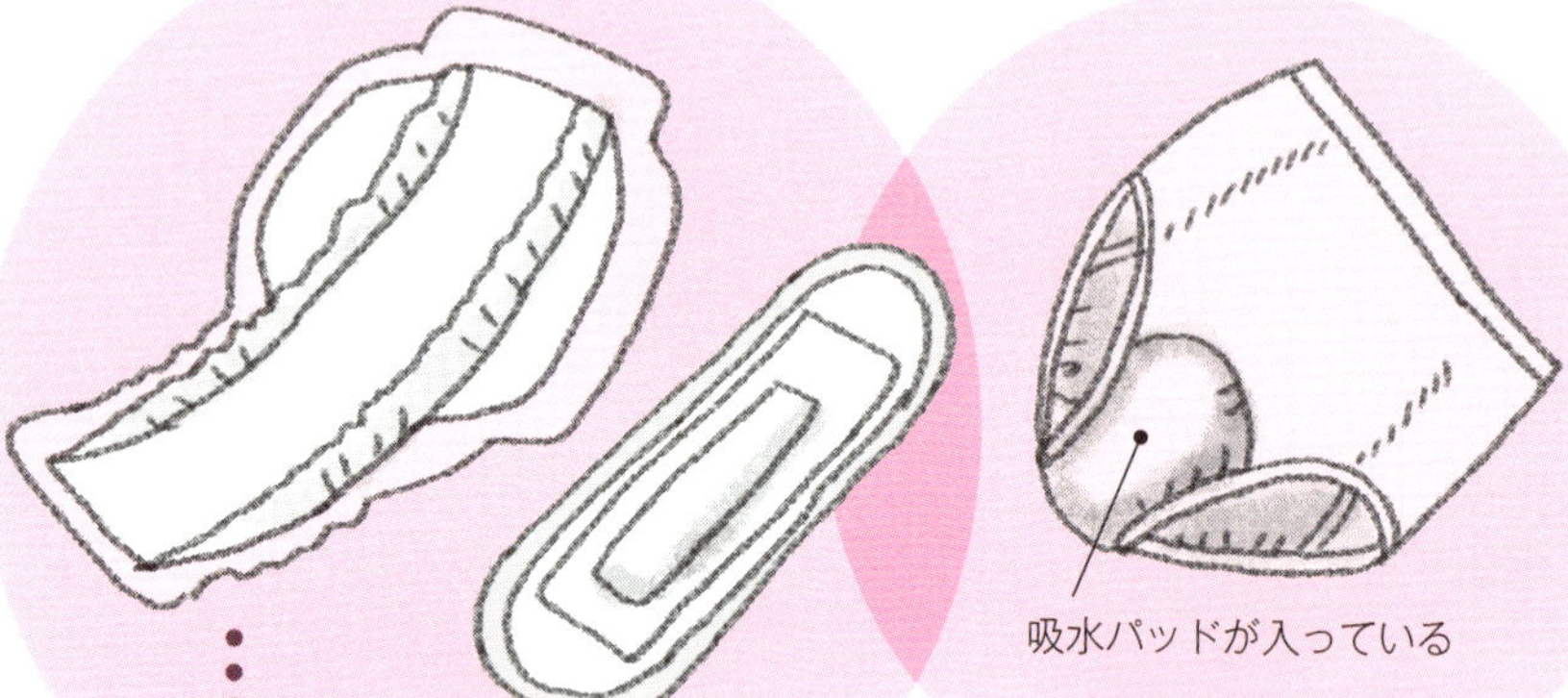

吸水パッド

もれた尿を瞬間的に吸収するパッドです。吸水量は５㎖程度、350㎖程度などさまざまあり、大きさや厚みが違います。

吸水ショーツ

外見は通常の下着と同じですが、股の部分に吸水機能をもつパッドが内蔵されています。吸水パッドと併用もできます。

経血用ナプキンとはつくりが違う

尿を吸収する吸水パッドと、経血を吸収する生理用ナプキンでは、パッドの素材や機能が異なる。基本的に代用はできない

つけていることを忘れないように

男性用パッドをつけると、下着の前開きが使用できないこともある。初めはつけていることを忘れ、もたつくかもしれないが、慣れれば大丈夫

[男性用]

幅が広いほうを前に向けて、ぴったりした下着に貼る。切迫性尿失禁など、量が多い場合に

下着の前面に貼る、小さめのパッド

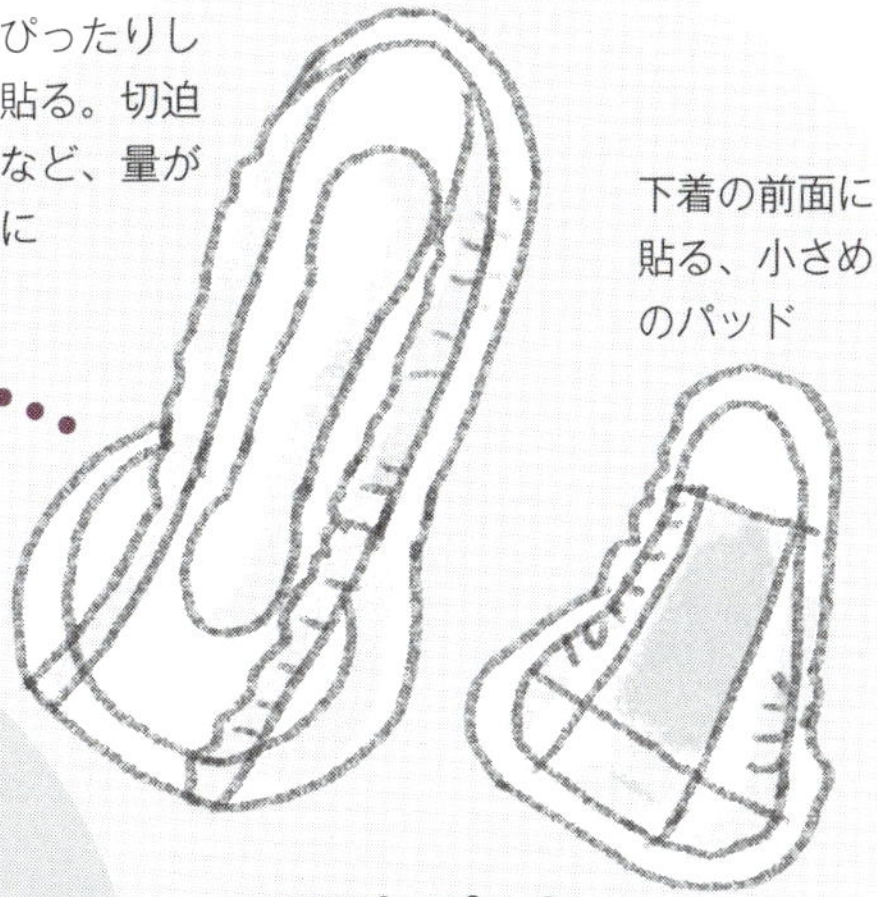

吸水パッド

数滴のもれを吸収するものをはじめ、ズボンにしみたりするほどの量を吸収できるパッドもあります。

吸水パンツ

ボクサー、トランクス、ブリーフなど、見た目は普通の下着と同じです。前面に吸水パッドが備わっています。

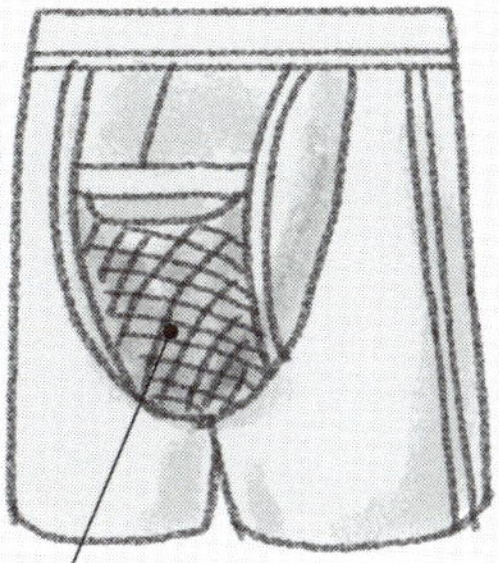

吸水パッドが入っている

ケース

車に乗るときだけつけています

ドライブがいちばんの趣味というLさん。最近、渋滞でトイレに間に合わず、もれてしまうことがありました。そこで、吸水パッドを使ってみると、想像していたよりも邪魔にならず、むしろ快適に。予想外の渋滞にも焦らなくなりました。

こんなときに使う

- 旅行のとき
- 運転中
- 映画をみるとき
- パーティーやイベントのとき
- 夜寝るとき　など

パッドやパンツは上記のような状況で使うのがおすすめ。尿もれの不安を忘れて過ごせる

COLUMN

「ためる」「出す」「出したあと」尿トラブルには3段階ある

過活動膀胱は「ためる」段階の尿トラブル

尿をつくって体外に排出するまでの経路を「尿路」といい、腎臓から尿管までの上部と、膀胱から下の下部に分けられます。このうち下部尿路に現れる症状がいわゆる尿トラブルで、専門的には「下部尿路症状」といいます。

下部尿路症状は、どの段階で起こるかで三つに分けられます。まずひとつが尿をためる段階でのトラブルで「蓄尿症状」といいます。頻尿や多尿、尿意切迫感などが現れます。過活動膀胱はこれに分類されます。

二つめが「排尿症状」です。尿の出始めが遅い、尿に勢いがないなどで、主に男性によくみられます。

そして三つめが「排尿後症状」です。排尿後、衣服を元に戻したときなどに認められる症状で、残尿感や排尿後尿滴下があります。

どの症状が現れているかがわかると、原因の特定に役立ちます。

▼尿トラブルのすべて

過活動膀胱はここにあたる

蓄尿症状
- 頻尿　・多尿
- 膨満感
  （尿意切迫感など）
- 尿失禁
  （切迫性、腹圧性など）

排尿症状
- 尿の出始めが遅い
- 勢いがない
- 排尿時に痛む
- 尿が出ない（尿閉）

排尿後症状
- 残尿感
- 排尿後尿滴下

3つのうち、複数を併せ持つことも多くあります。当てはまる症状を記録し、受診時に伝えるとよいでしょう。

4

薬物療法や手術で確実に治す

過活動膀胱の治療には、行動療法に加えて薬物療法があります。また、過活動膀胱の原因となる前立腺肥大症や骨盤臓器脱、腹圧性尿失禁の治療が必要になることもあります。一人ひとりの病状に合わせた治療法で、QOLの向上をめざします。

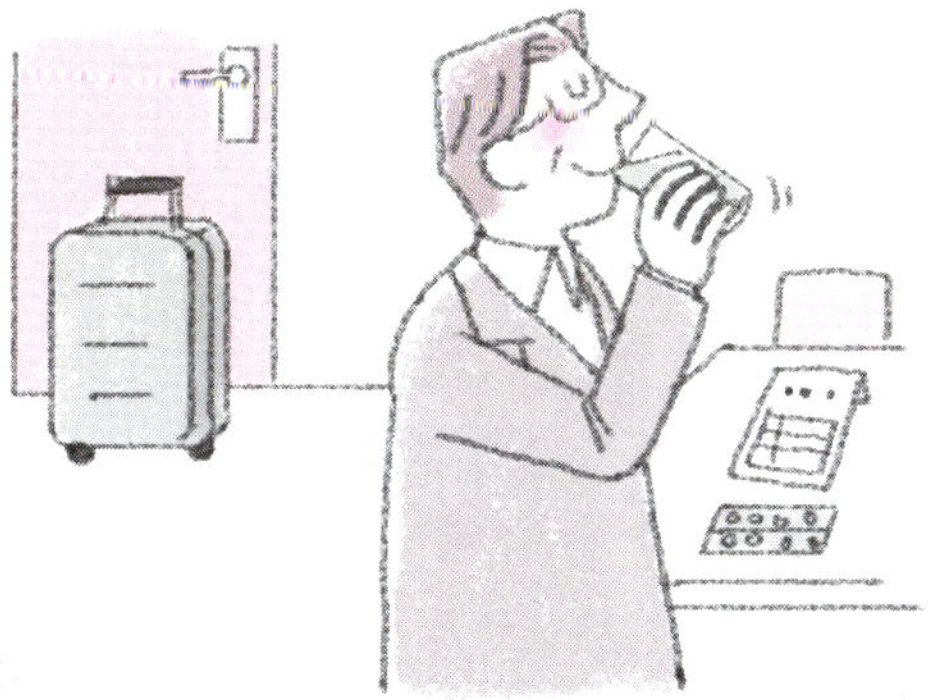

過活動膀胱の薬①

β_3作動薬は膀胱をゆるめて容量を増やす

過活動膀胱の治療では主に二つの薬が用いられます。そのうちのひとつが膀胱をゆるめる「β_3作動薬」です。副作用が少ないことから、性別や年齢を問わず使われています。

β_3作動薬とは

膀胱の筋肉をゆるめることで、ためられる尿量を増やす薬です。β受容体はほかの部位にもありますが、膀胱に多いβ_3受容体だけに作用するのが特徴です。

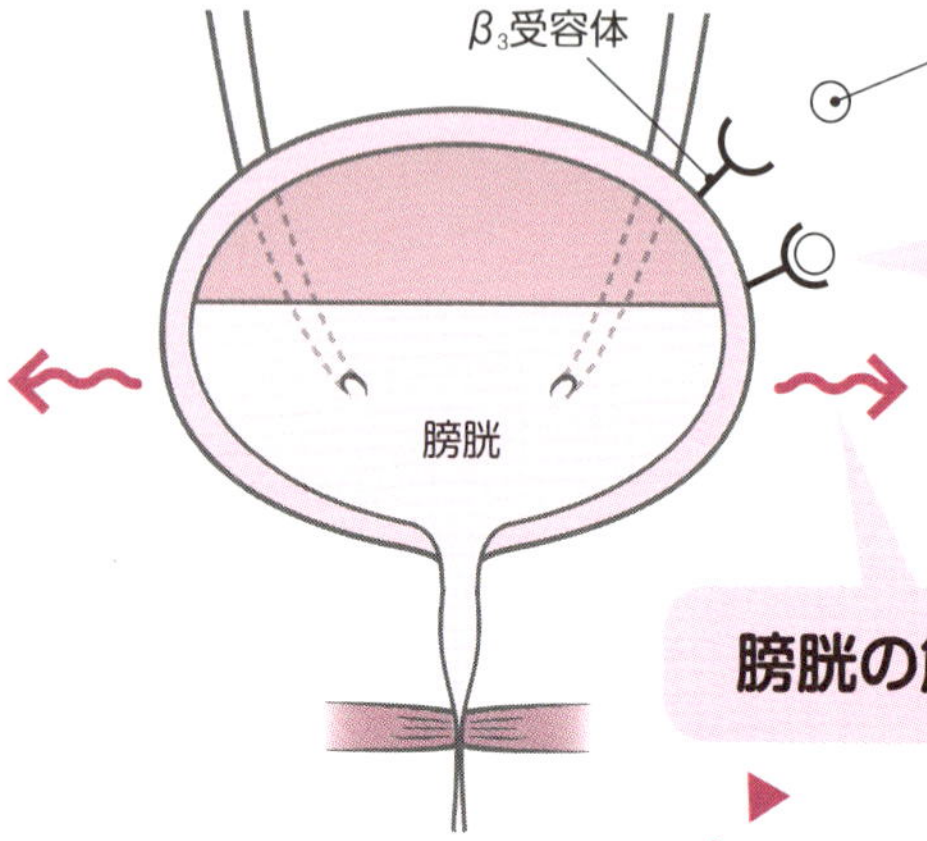

β_3受容体に結合して刺激する

▼

膀胱の筋肉がゆるむ

▶

β_3作動薬がβ_3受容体を刺激すると、膀胱の筋肉がゆるみます。すると、膀胱の容量が増えて、ためられる尿量が増えるので、頻尿が改善します。

たくさんの尿をためられるようになる

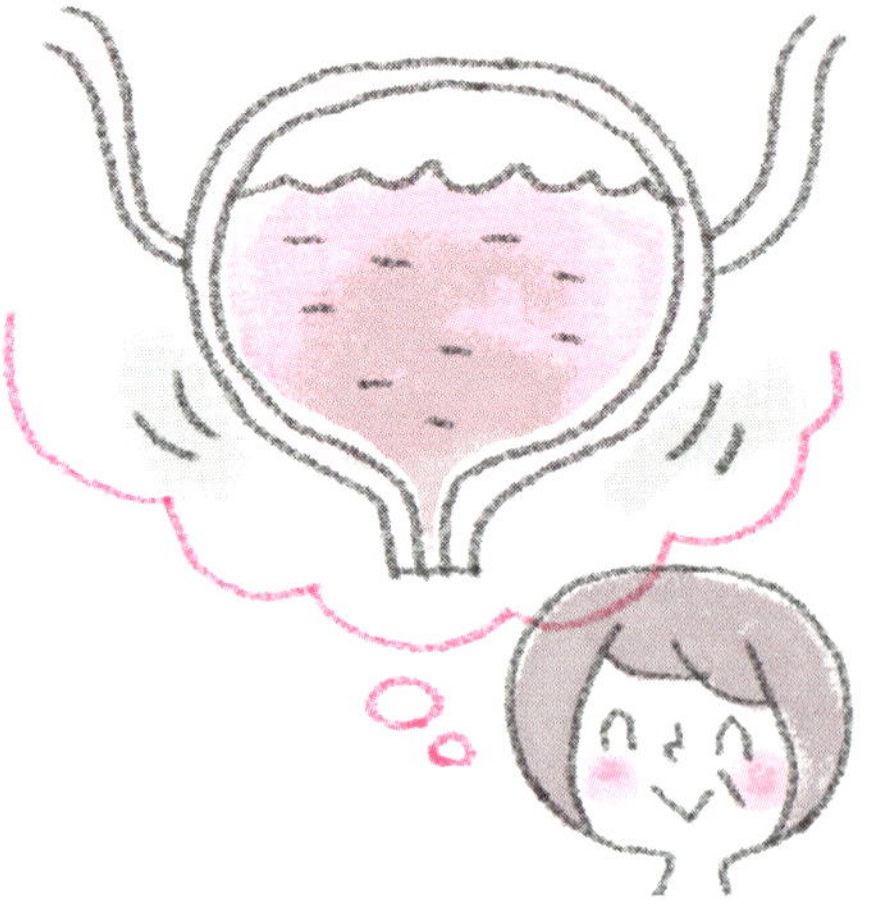

日本の医師の提唱で開発された薬

心臓や気管支、膀胱には筋肉をゆるめる働きをもつ「β受容体」があります。β受容体には、β_1、β_2、β_3がありますが、膀胱に多いのはβ_3受容体です。刺激すると膀胱がゆるむことを日本の医師が発見し、日本で開発されたのがβ_3作動薬です。

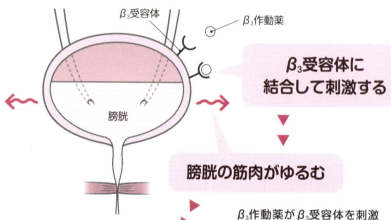

β_3作動薬の種類は２つ

β_3作動薬は下記の２種類があります。
使い方は同じで効果はほぼ変わりません。

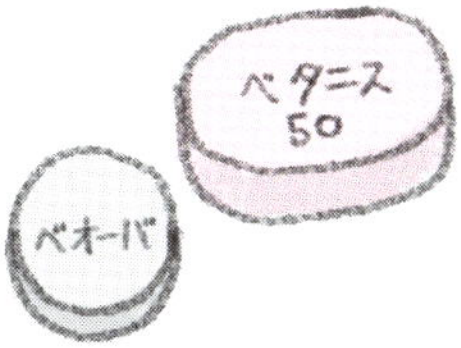

一般名	商品名	販売開始年月	使い方	特徴
ミラベグロン	ベタニス®	2011年９月	１日１回、食後に服用	• 口内乾燥や便秘などの副作用が起こりにくい • 認知機能への影響が少ない • まれに通常より脈が速くなる「頻脈」が起こることがある
ビベグロン	ベオーバ®	2018年11月		

抗コリン薬（→P72）に比べ、口内乾燥はほとんどなく、便秘も起こりにくいのが特徴です。認知機能への影響も少ないため、高齢者にも使いやすい薬です。まれに頻脈を招くので、重症の不整脈のある人には使えません。

ケース

薬がよく効いて治療してよかったと思います

頻尿で悩んでいた70代のMさん。年だから仕方がないと思っていましたが、家族のすすめで受診したところ、β_3作動薬を処方されました。服薬と膀胱訓練で排尿回数が減り、「もっと早く受診すればよかった」と話しています。

薬によって「戦闘モード」をつくる

通常、β受容体を刺激するのは「アドレナリン」というホルモンです。危険を感じたり、興奮や緊張、恐怖が生じたときに分泌され、体はいわば「戦闘モード」になります。危険な状況ではトイレに行っている暇はありません。そのため、アドレナリンが分泌されると膀胱はしっかりゆるみ、尿をためられるようになるのです。

β_3作動薬は、この「戦闘モード」を膀胱だけにつくる薬です。

過活動膀胱の薬②

抗コリン薬は膀胱の過剰な収縮を抑える

従来から第一選択として使われてきたのが「抗コリン薬」です。膀胱の過剰な収縮を抑え、頻尿・尿もれを改善する高い効果があります。しかし、副作用が起こりやすく、継続率が低いのが実情です。

抗コリン薬とは

抗コリン薬は、膀胱の筋肉にあるアセチルコリン受容体をブロックすることで、膀胱の筋肉の収縮を抑える薬です。

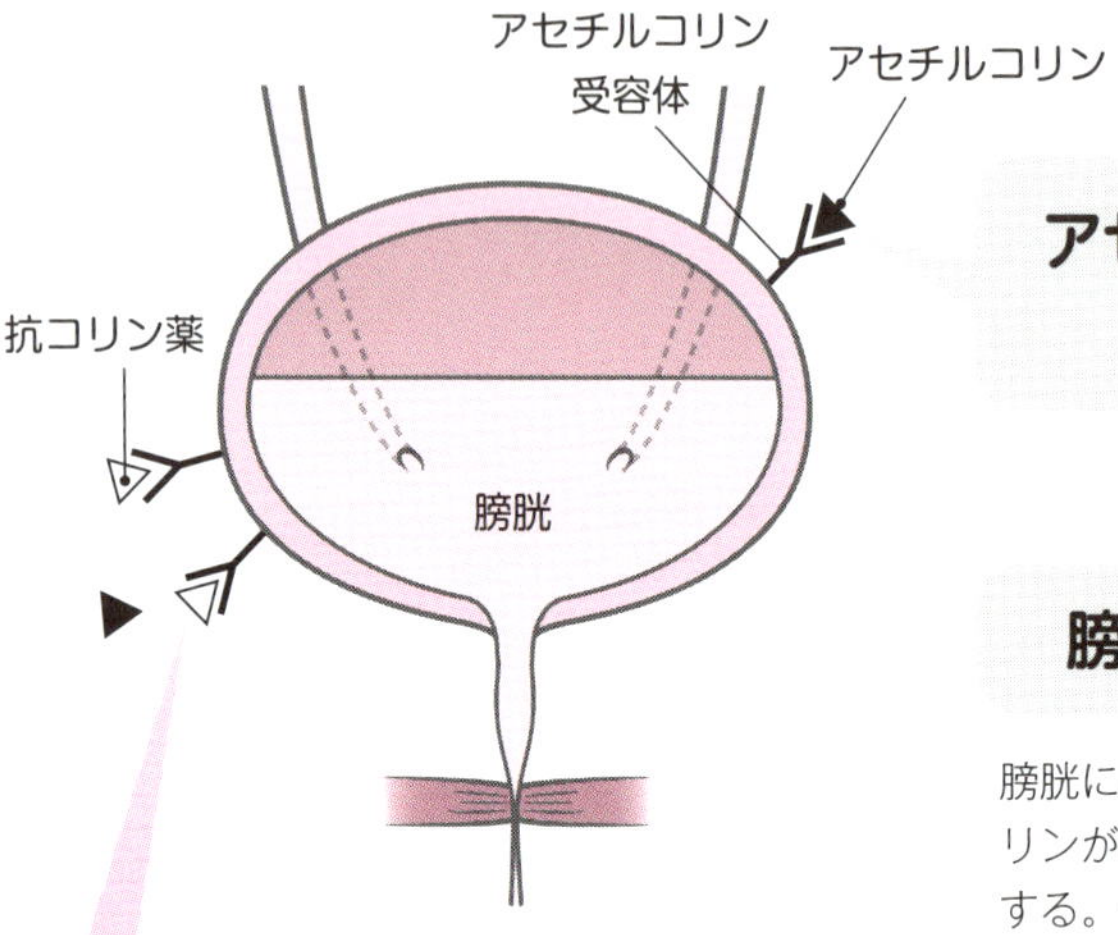

通常は

アセチルコリンが結合する

↓

膀胱が収縮する

膀胱にある受容体にアセチルコリンが結合すると、膀胱が収縮する。その結果、排尿が起こる

抗コリン薬を使うと

抗コリン薬によってアセチルコリンが結合しない

抗コリン薬は受容体に結合することでアセチルコリンの結合を防ぎます（ブロック）。膀胱の収縮が抑えられ、尿をためられるようにします。

↓

膀胱が収縮しにくくなる

↓

たくさんの尿をためられるようになる

効果は強い薬だが継続が難しい

抗コリン薬には強い効果があり、服用すると、約七割の人に頻尿や尿もれなどの改善がみられます。

一方で、程度の差はあれ、ほとんどの患者さんに「口内乾燥」が現れます。そのために服薬継続が難しく、一年継続できる人は一割程度といわれています。

のみ薬と貼り薬がある

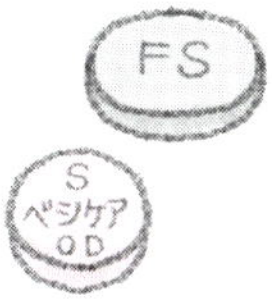

抗コリン薬はのみ薬と、貼り薬があります。確かな効果がある一方、副作用が起こりやすいので、十分な注意が必要です。

一般名	商品名	販売開始年月	使い方	副作用
プロピベリン	バップフォー®	1993年5月	1日1回、食後に服用	・口内乾燥や便秘が起こりやすい ・認知機能に影響が出る可能性がある ・尿の出が悪くなりやすい
トルテロジン	デトルシトール®	2006年6月	1日1回服用	
ソリフェナシン	ベシケア®	2006年6月	1日1回服用	
イミダフェナシン	ウリトス® ステーブラ®	2007年6月	1日2回、 朝・夕食後に服用	
フェソテロジン	トビエース®	2013年3月	1日1回服用	
オキシブチニン経皮吸収型製剤	ネオキシ®テープ	2013年6月	1日1回、1枚を下腹部、腰、太もものいずれかに貼付	

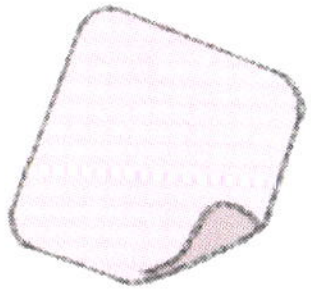

貼り薬

皮膚からゆっくり成分が吸収される。血液中の濃度がさほど高くならないため、のみ薬よりも副作用は少ない

抗コリン薬は膀胱の収縮を抑えるので、もともと膀胱の収縮力が低下している人や前立腺肥大症の人では、尿が出なくなる「尿閉」が起こりやすくなります。

副作用対策❶

口内乾燥

唾液の分泌が抑えられるため、ガムやアメ、あごの下などにある唾液腺のマッサージなどで、唾液の分泌を促すとよい。尿量が増えてしまうので、水を飲む量が増えないように注意する

副作用対策❷

便秘

腸の働きが抑制され、便秘が起こりやすくなる。まずは1日3食しっかりとることが大事。適度な運動で腸を刺激するのもよい

副作用対策❸

認知機能への影響

眠気や記憶力、判断力に変化があれば、すぐに担当医に伝える。抗コリン薬のなかでも、フェソテロジンなど新しいもののほうが、認知機能への影響が少ない

薬物療法の進め方

β_3作動薬から始めることが増えている

β_3作動薬と抗コリン薬の効果はほぼ同等とされていますが、近年はβ_3作動薬をまず選ぶのが一般的です。副作用が少なく、高齢者にも使いやすいのが利点です。

まずは１種類の服用から

まずはβ_3作動薬を使って様子をみます。効果が不十分の場合は、抗コリン薬や、男性では前立腺肥大症の薬を併用することもあります。

β_3作動薬

β_3作動薬だけで十分な効果があり、日常生活に支障が出なくなるという人は少なくありません。

効果が弱ければ抗コリン薬を追加する

効果が不十分であれば、抗コリン薬を追加します。尿が出にくくなることがあるため、残尿測定（→P42）をおこない、慎重に使います。

多くが改善する

そのほかの薬を併用することも

- 牛車腎《ごしゃじん》気丸《きがん》

過活動膀胱の改善効果が報告されている。むくみや冷えにも効果がある

- 前立腺肥大症の薬

男性で前立腺肥大症を合併している場合は、α_1遮断薬やPDE５阻害薬などの前立腺肥大症の薬と併用して治療をおこなう（→P76）

改善の程度によっては薬を併用する

近年は、副作用の少ないβ_3作動薬が最初に使われるようになっています。

β_3作動薬だけでも改善は見込めますが、改善が不十分な場合は、抗コリン薬や前立腺肥大症の薬などを併用することもあります。

こんな使い方もできる

服薬の方法は、担当医と相談したうえで、調整することもできます。QOLを高めるために上手に使うとよいでしょう。

遠出のときだけ

旅行で長時間乗り物に乗るなど、トイレの不安があるときだけ服用します。前日の夜あるいは当日の朝など、少し早めに服用しておくのが安心です。

寒い時期だけ

頻尿・尿もれは秋冬に起こりやすく、春夏には少なくなります。そこで、春から夏にかけては薬を中止し、寒くなってきたら再開する方法もあります。

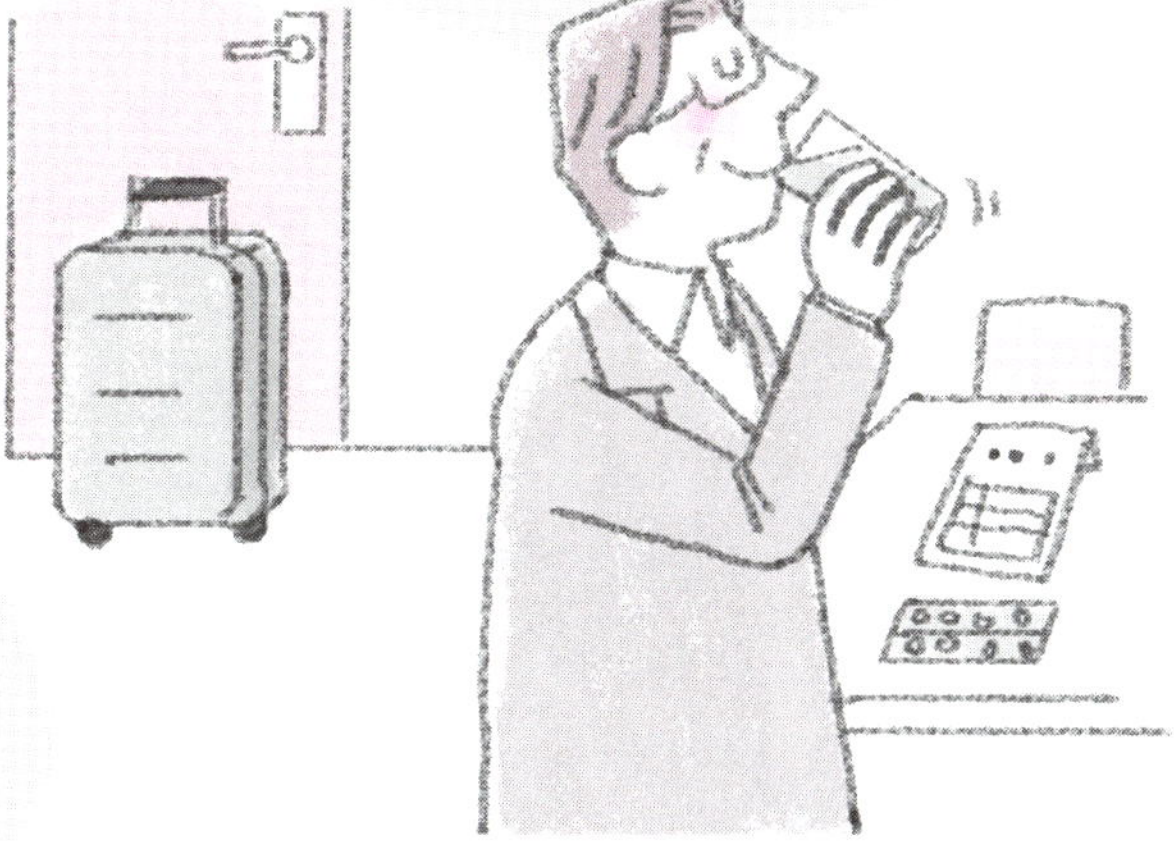

いったんやめて様子をみる

薬による改善効果がどのくらいかがわかったところで、いったん服薬を中止するという方法もあります。行動療法を続けながら、経過をみていきます。

ケース

効果はあったものの中断することを選びました

Nさんは過活動膀胱と診断され、β_3作動薬を処方されました。確かに効果はあったものの、「20代のころのように戻りたい」という思いはかないませんでした。ほかにも多くの薬をのんでいたので、担当医と相談のうえ、β_3作動薬は冬だけのむことにしました。

抗コリン作用の重複に注意

[抗コリン作用がある薬の例]

- 抗不整脈薬
- せき止め薬
- 抗うつ薬
- アレルギーの薬　など

抗コリン薬以外にも同じ作用（抗コリン作用）をもつ薬をのんでいると、口内乾燥や便秘などの副作用のリスクが高くなります。認知機能への影響も懸念されているため、特に高齢の場合は、自分ののんでいる薬に含まれていないかどうか、担当医や薬剤師に確認しましょう。

前立腺肥大症の場合①

前立腺や尿道、膀胱をゆるめる薬を使う

過活動膀胱の原因に前立腺肥大症がある場合は、前立腺肥大症の治療を優先します。まずは、尿道周辺の筋肉をゆるめ、尿の出をよくする薬が用いられます。

前立腺肥大症の治療は専門医のもとで

前立腺肥大症があると、尿の出口が狭くなって尿が出にくくなります。放っておくとさらに肥大が進み、最終的には尿が出なくなる危険性もあります。

前立腺の大きさを確認しながら治療を進めるためにも、治療は泌尿器科の専門医のもとで受けましょう。

行動療法と薬が治療の基本

前立腺肥大症に対する行動療法と薬物療法をおこないます。薬は下記の２種類のどちらかから始めます。

行動療法

- 膀胱訓練（→P52）
- 骨盤底筋訓練（→P54）
- 減量（→P58）

過活動膀胱だけでなく、前立腺肥大症にも効果があります。排尿日誌（→P44）をつけるのも効果的です。

＋

α_1遮断薬

前立腺と膀胱頸部の収縮にかかわるα_1受容体の働きを妨げることで、尿を出しやすくします。頻尿や残尿の改善に効果的です。

PDE５阻害薬

前立腺や尿道の筋肉をゆるめ、尿を出しやすくする作用や、膀胱の血流を改善する作用があります。狭心症などで硝酸薬を使用している人は使えません。

肥大が大きいときは５α還元酵素阻害薬を使う。前立腺を肥大させる男性ホルモンの働きを抑え、前立腺を小さくする

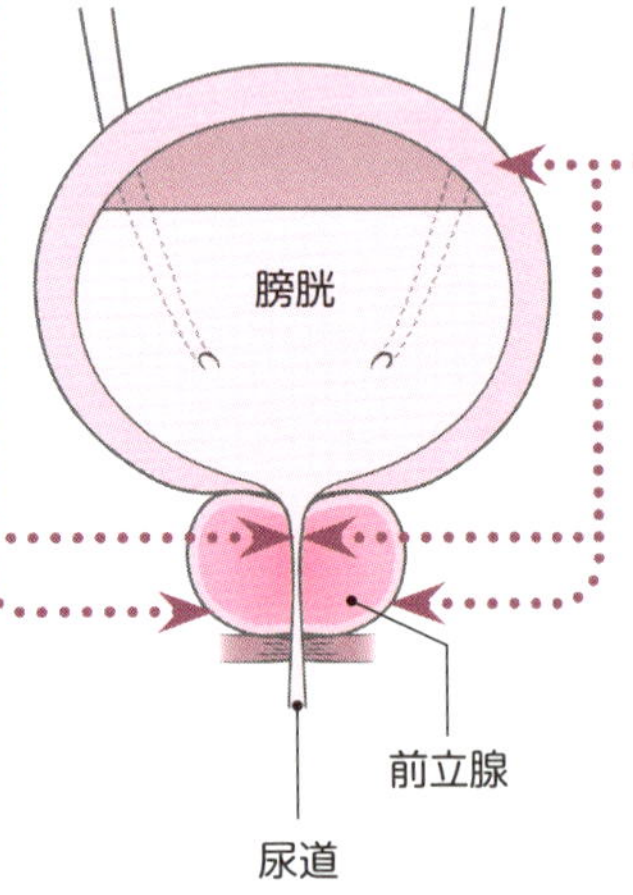

過活動膀胱の症状が残っているときは

前立腺肥大症の薬を使っても過活動膀胱の症状が残っている場合は、過活動膀胱の薬を併用します。

ケース

悩んでいた尿トラブルが一気によくなった！

70代のOさんは尿の出が悪く、残尿感や頻尿で悩んでいました。前立腺肥大症に伴う過活動膀胱と診断され、薬物治療を開始。α_1遮断薬とβ_3作動薬を併用したところ、どの症状も軽くなったと喜んでいます。

前立腺肥大症の薬
（α_1遮断薬またはPDE5阻害薬）

＋

β_3作動薬（→P70）

または

抗コリン薬（→P72）

前立腺肥大症を伴う過活動膀胱で薬物療法をおこなう場合は、副作用に注意が必要です。過活動膀胱の薬の併用は少量から始め、慎重に経過をみながら進めます。

副作用の管理が重要

多くの薬を使うほど、副作用のリスクも高くなります。気になる症状があれば放っておかず、すぐに担当医に相談しましょう。

射精障害

前立腺の筋肉をゆるめるα_1遮断薬は射精障害が起こりやすい。性的にアクティブな人には射精障害が起こらないPDE 5阻害薬が向く

尿閉

抗コリン薬などで膀胱の収縮が強く抑えられると、尿を出せなくなる。尿の出が悪くなったと感じたら、すぐに担当医に伝える

血圧の低下

α_1遮断薬では、ごくまれに、立ちくらみやフワーッとするめまい、起立性低血圧、日中の眠気などが現れる

前立腺肥大症の場合②

肥大した前立腺を手術で取りのぞく

前立腺肥大症の根本的な治療は、大きくなった前立腺を取りのぞく手術です。年齢や前立腺の大きさから、手術の方法を選択します。近年は、体への負担が少ない手術も登場しています。

従来からの標準治療

従来からおこなわれている前立腺肥大症の手術で、「経尿道的前立腺切除術（TURP《ターブ》）」といいます。内視鏡の先についた電気メスで、肥大した前立腺を削りとる方法です。

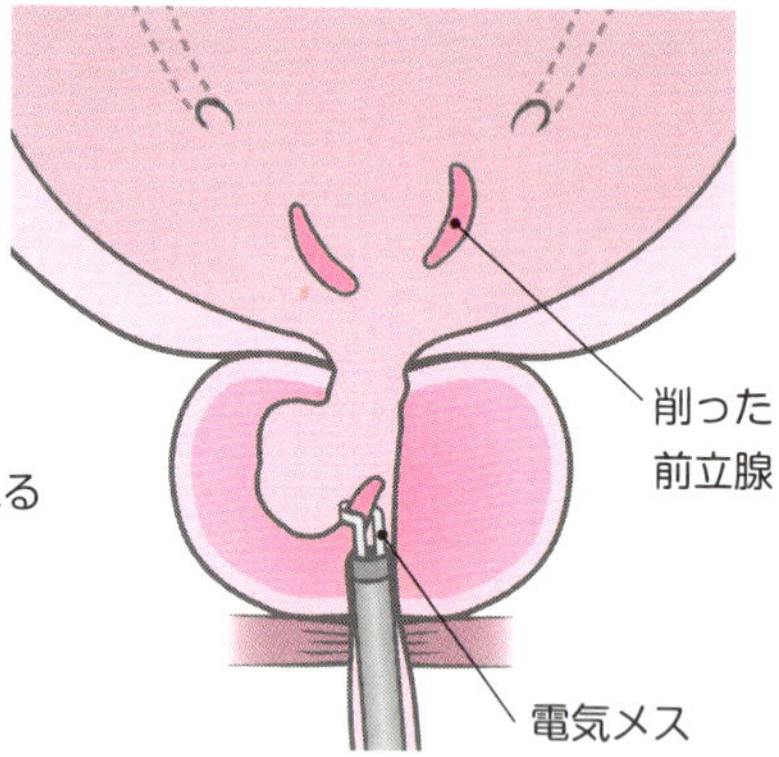

前立腺が大きいと手術時間が長くなり、出血量も増える。前立腺の体積が50mLぐらいまでが対象

前立腺が大きいとき

レーザーで肥大した前立腺をはがしてまるごとくりぬく「経尿道的ホルミウムレーザー前立腺核出術（HoLEP《ホーレップ》）」という手術をおこないます。同様の方法で、電気メスを使う「経尿道的前立腺核出術（TUEB《チューブ》®）」もあります。

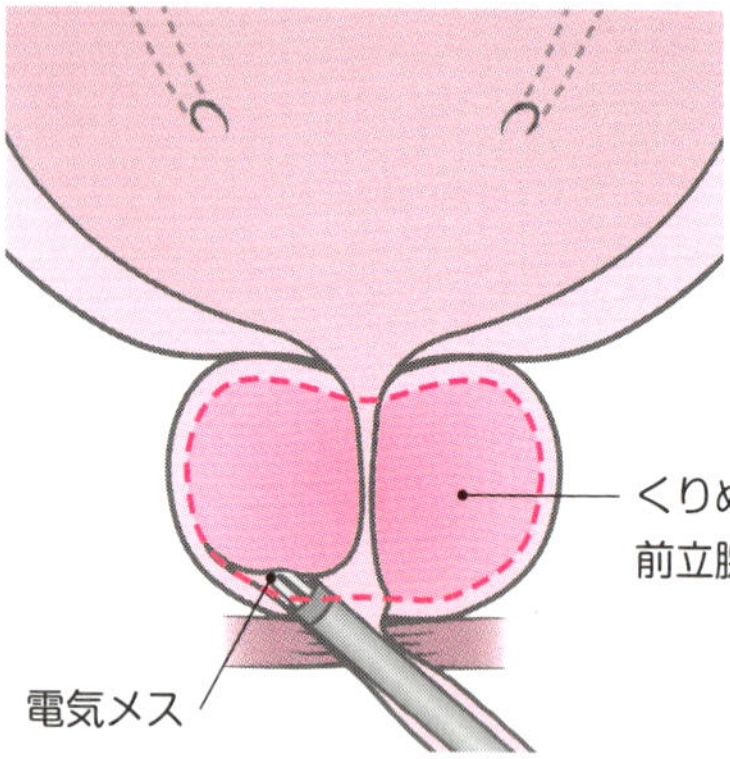

上図は「経尿道的前立腺核出術（TUEB《チューブ》®）」の場合。くりぬいた前立腺は膀胱のなかで細かく砕き、取り出す。出血量が少なく手術時間も短いのが特徴で、再発も抑えられる

前立腺肥大症の薬でよくならないときに考える

前立腺肥大症の薬物療法を三ヵ月以上続けても、症状がよくならない場合は、手術を検討します。全身の状態によって体に負担のかかる手術が難しい人でも受けられる手術法が登場しています。

ロボットを使う方法もある

強くふき出す生理食塩水をメスの代わりにして、ロボットが自動で肥大した前立腺を切除する。医師は超音波画像をみながら、切除範囲を設定し、切除後に止血をおこなう。短時間で終わり、出血も最小限ですむ

▼高齢でも受けられる新しい手術

●経尿道的水蒸気治療（WAVE《ウェーブ》）

2022年から
保険適用

肥大した前立腺に内視鏡で針を刺し、高温の水蒸気を注入して細胞を壊す。出血がほとんどなく手術時間は短い。壊れた細胞は１～３ヵ月で体内に吸収されるので、尿道が広がるまでには時間がかかる。射精障害が起こりにくい

2022年から
保険適用

●経尿道的前立腺吊り上げ術（UroLift《ウロリフト》）

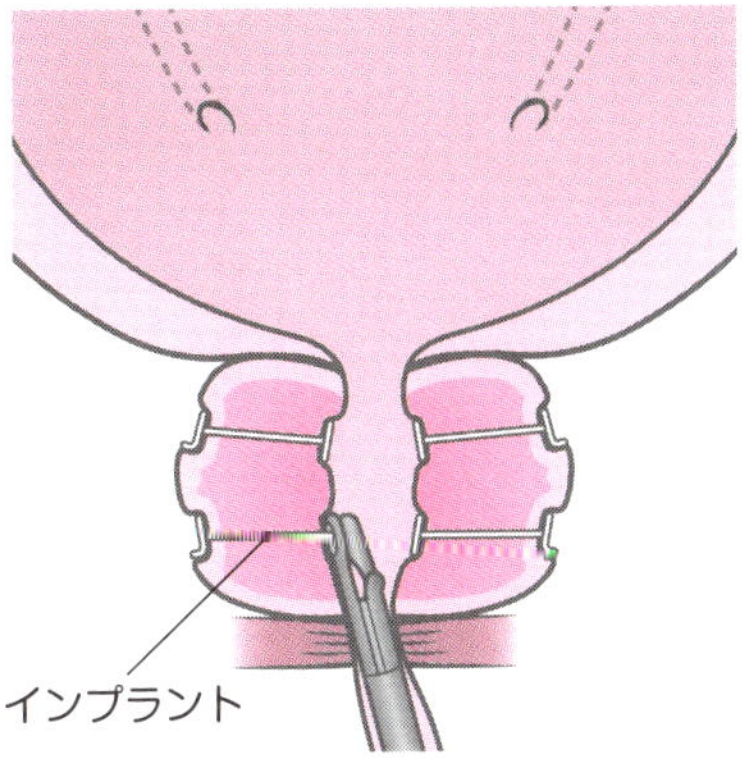

前立腺内にインプラントという器具を埋め込み、左右の前立腺を押し上げて尿道を広げる。インプラントはそのまま入れておいて問題ない。ほかの手術に比べて、射精障害が起こりにくい

出血量を少なくしたいとき

内視鏡を通して肥大した前立腺にレーザーを当て、前立腺を蒸散させる手術をおこないます。レーザーが当たる範囲などにより、「光選択的前立腺蒸散術（PVP）」「接触式レーザー前立腺蒸散術（CVP）」「ツリウムレーザー前立腺蒸散術（Thu-VAP《ツーバップ》）」の３つがあります。

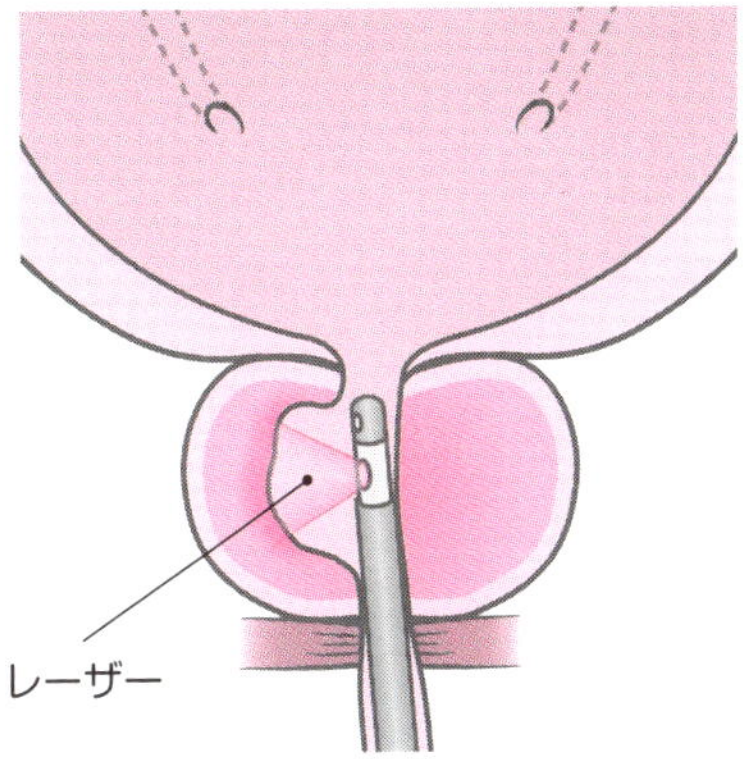

上図は「光選択的前立腺蒸散術（PVP）」の場合。いずれも、比較的簡単な方法で失敗が少ない。蒸散と同時に止血もできるので、出血はほとんどない

「早めに手術を受けるべき」という考え方も

前立腺肥大症の症状は、ある程度薬で抑えられますが、肥大の進行は完全には止められません。膀胱の収縮力も低下するため、80代、90代で尿閉になることも。長期間薬をのみ続けるよりも、早めに手術を受けたほうがよいという考え方が広がってきています。

腹圧性尿失禁の場合

テープを通して尿道を支える手術をする

過活動膀胱に加え、腹圧性尿失禁の症状がある場合には、腹圧性尿失禁の治療を優先します。残念ながら有効な薬はなく、手術で症状を改善させます。

生活改善と手術が主な治療法

まずは骨盤底筋訓練で骨盤底筋のゆるみを改善します。3ヵ月間続けても、ひんぱんに尿もれが起こる、尿もれの量が多い場合は手術を検討しましょう。

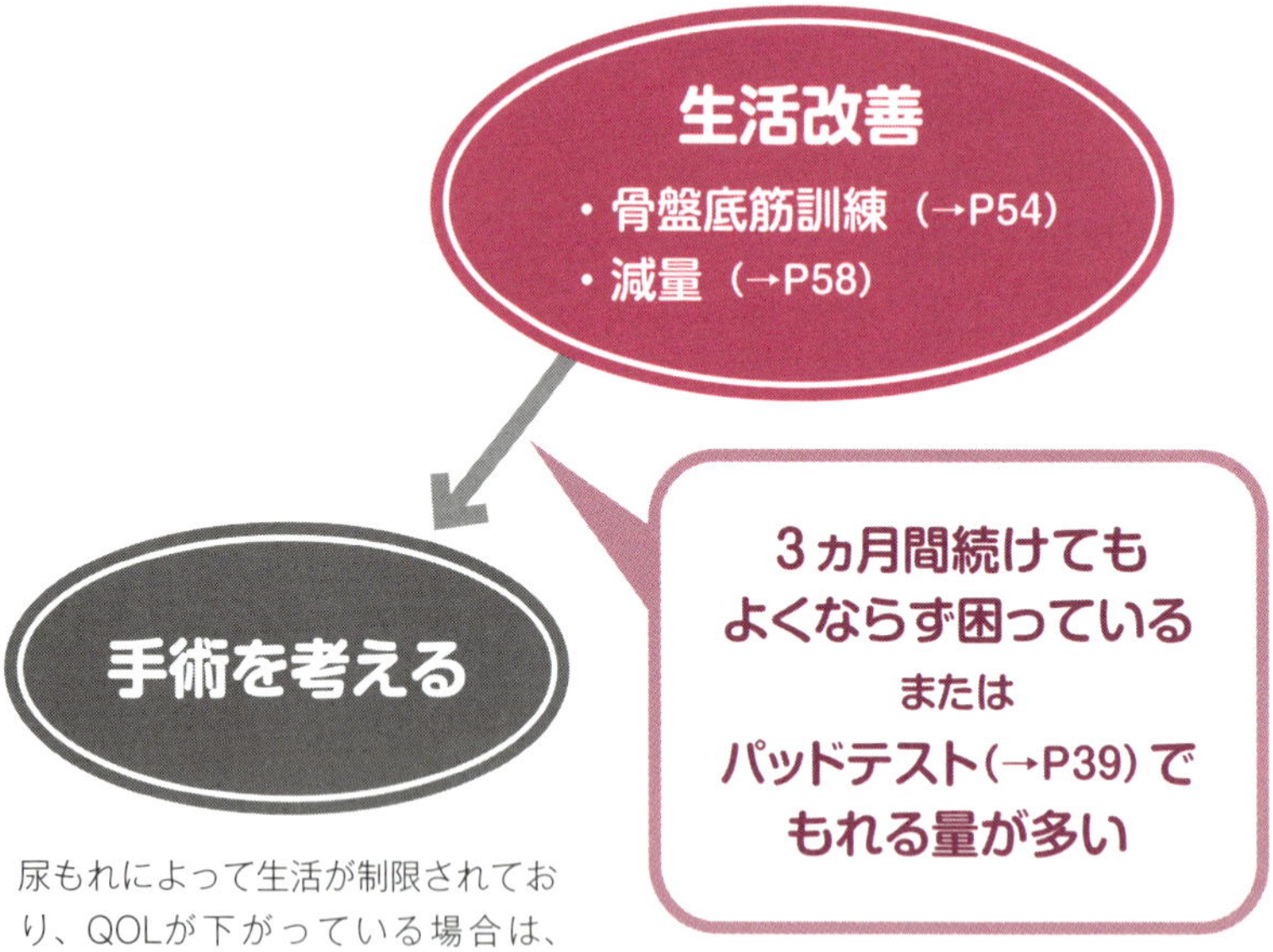

生活改善
・骨盤底筋訓練（→P54）
・減量（→P58）
3ヵ月間続けても
よくならず困っている
または
パッドテスト(→P39) で
もれる量が多い
手術を考える

尿もれによって生活が制限されており、QOLが下がっている場合は、手術を検討する。腹圧性尿失禁の薬物療法としてはβ_2作動薬があるが、あまり効果はない

手術をすると症状は出なくなる

腹圧性尿失禁の手術は、テープで尿道をつり上げて尿もれを防ぐものです。

海外に比べると日本で手術を受ける人はまだ少ないのですが、確実な効果が期待できます。手術は局所麻酔で二〇～三〇分ほどででき、傷跡も小さく、八〇代、九〇代でも可能です。尿もれで困っているなら、選択肢のひとつに考えるとよいでしょう。

手術後一週間は、重い物を持ったり長時間しゃがんだりするなど、腹圧のかかる動作は避けてください。骨盤底筋訓練は引き続きおこないましょう。

手術の方法は２種類

テープを通す場所によって、下の２つがあります。効果はほぼ同等ですが、重症の腹圧性尿失禁にはTVT手術が向くとされています。

●TVT手術

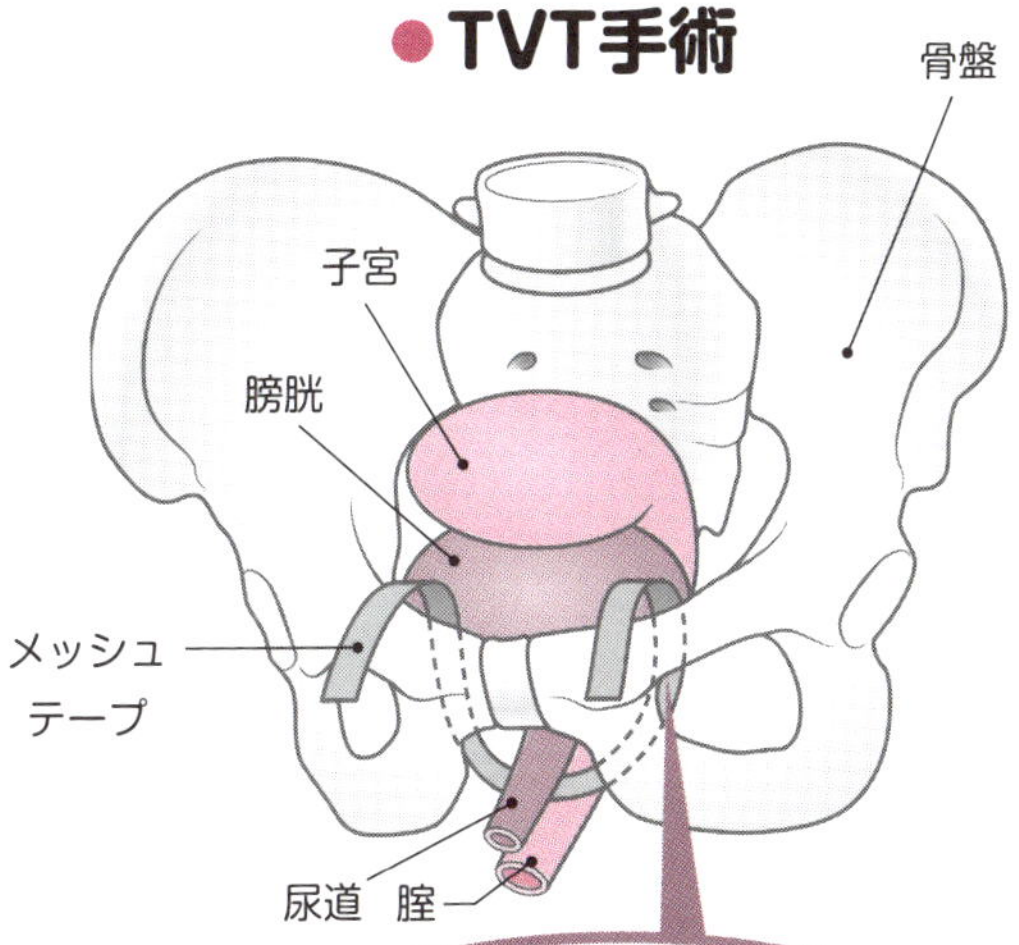

骨盤内を通る距離が
長めで角度がきつい

専用の器具（ニードル）を使ってメッシュテープを骨盤内に通し、尿道をつり上げる。つり上げる角度がきついため、腹圧がかかったときにしっかりと尿もれを防げる。一方、尿道が強く圧迫されて尿が出にくくなることがある

●TOT手術

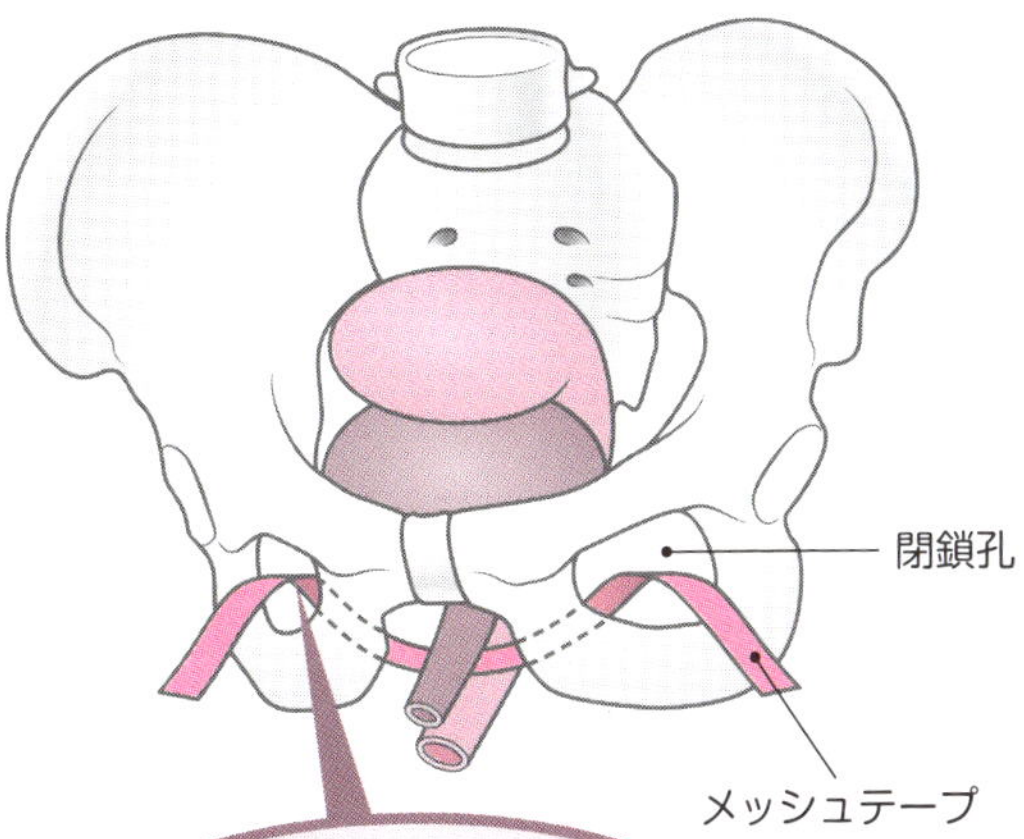

骨盤内を通る距離が
短く角度がゆるい

ニードルを使って骨盤の閉鎖孔にメッシュテープを通し、尿道をつり上げる。TVT手術にくらべて角度がゆるいため尿の出にくさはないが、内ももに痛みが現れることがある。骨盤内のテープの距離が短いので、膀胱損傷や出血のリスクがTVT手術より少ない。骨盤内の手術をした人も受けられる

ケース

あきらめていましたが、手術を受けてよかったです

「尿もれや頻尿は年のせい」とあきらめていたPさんですが、腹圧性尿失禁と診断され、TVT手術を受けました。手術は30分ほどですみ、70歳の体でもつらくありませんでした。手術後は尿もれはなくなり、驚きました。外出や旅行を楽しんでいます。

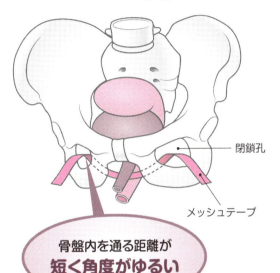

骨盤臓器脱の場合①

臓器脱の程度から最適な方法を選ぶ

骨盤底筋のゆるみによる骨盤臓器脱がある場合も、その治療が優先です。骨盤臓器脱の程度によって方法が変わります。

治療の流れは大きく２つある

台上診（→P38）やMRI検査（→P39）などで、臓器がどれだけ下がっているかを確認して治療法を決めます。

臓器は腟の出口付近まで下がっている？

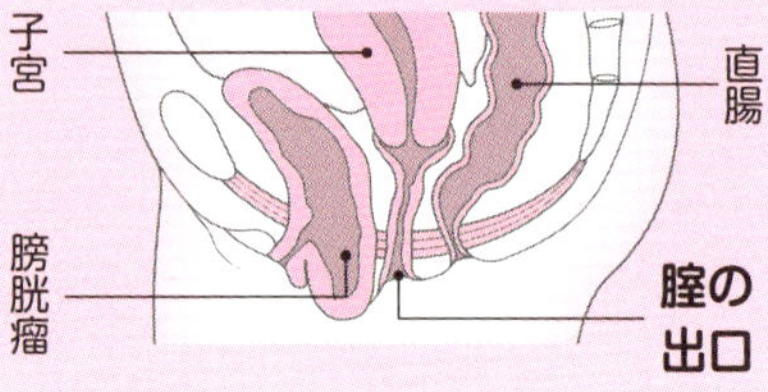

はい →

ペッサリーを使う

ペッサリーという器具を腟内に入れると、下がってくる子宮を直接支えることができます。子宮脱の場合に特に効果的です。

手術を考える

手術では、骨盤底筋やその周辺を補強し、臓器を正しい位置に戻します。持病の有無などにもよりますが、高齢でも受けられます。膀胱瘤の場合に選択されることが多い方法です。

いいえ ↓

行動療法

- 骨盤底筋訓練（→P54）
- 減量（→P58）
- 便秘の改善

行動療法で改善が見込めます。排便時のいきみも骨盤底筋に負担をかけるので、食物繊維の豊富な食事や運動で便秘改善をめざします。

命にはかかわらないが放っておくのもよくない

女性の場合、子宮や膀胱が腟から脱出する骨盤臓器脱（↓P21）が五〇～六〇代から起こりやすくなります。放っておくとひんぱんに臓器がはみ出すようになります。症状に気づいたら、まずは骨盤底筋訓練にしっかり取り組んでみましょう。

脱出は自分で押し込んでよい

脱出した臓器は、自分で腟のなかに押し込んで大丈夫です。違和感が減り、排尿もしやすくなります。直接触っても、衣服の上からでも、やりやすいほうでおこなってください。

ペッサリーはこうして使う

ペッサリーは、３ヵ月に１回程度医療機関で着脱してもらう方法と、自分で着脱する方法があります。自分でおこなうほうが、炎症や出血などが少ないとされます。

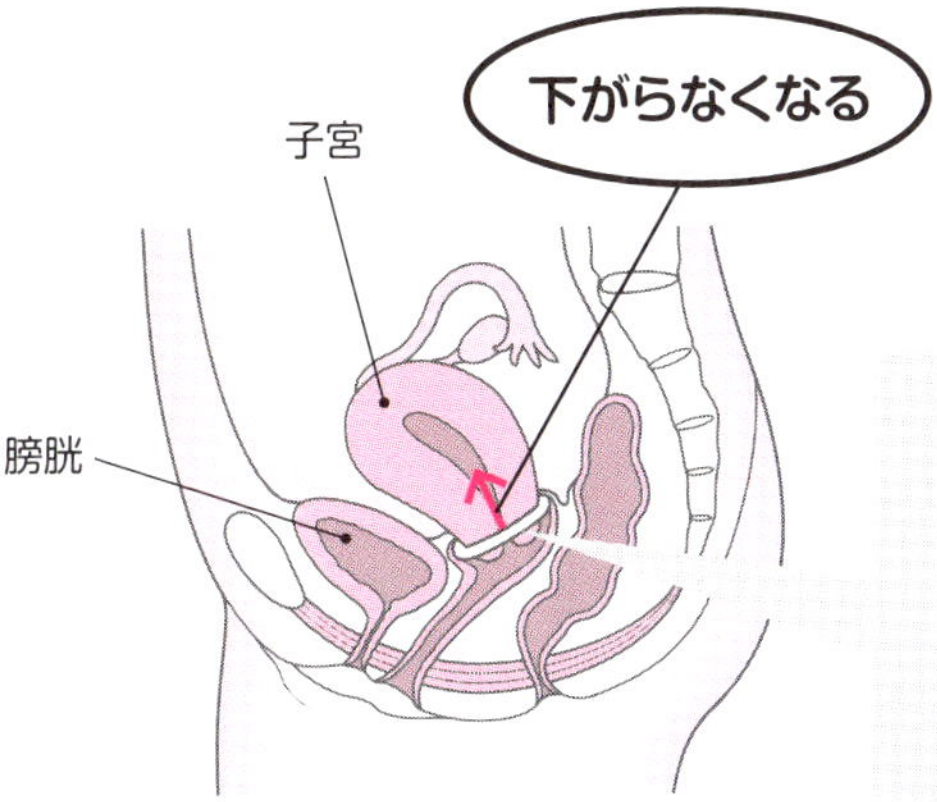

ペッサリー

ペッサリーは腟から入れて子宮口に留め、子宮を支える。さまざまな形があるが、健康保険が適用されるのはリング状のペッサリー。医療用シリコンなどで、直径６～10㎝のものが一般的

つけるとき

① ペッサリーを ぬるま湯につけ、やわらかくする

腟に入れやすくするため、ぬるま湯に１～２分つける。潤滑剤を塗ってもよい

② 臓器を腟内に戻す

体の前側から股に手を入れ、はみ出した臓器を３～４本の指でゆっくり腟のなかに押し戻す。指の第２関節が腟のなかに入るくらいまで押し込む

③ ペッサリーを 腟内に入れる

ペッサリーを縦に持ち、指で軽くつぶしながら腟の奥まで押し込む。立ったり座ったりして、違和感がないかをチェックする

外すとき

指をひっかけて 取り出す

軽くいきむとペッサリーが下がるので、指をリングにひっかけて取り出す。中性洗剤や石けんで洗ってすすぎ、清潔なタオルの上で自然乾燥させる

つけ外しは右図の姿勢がおこないやすい。つけるときはあおむけでもよい

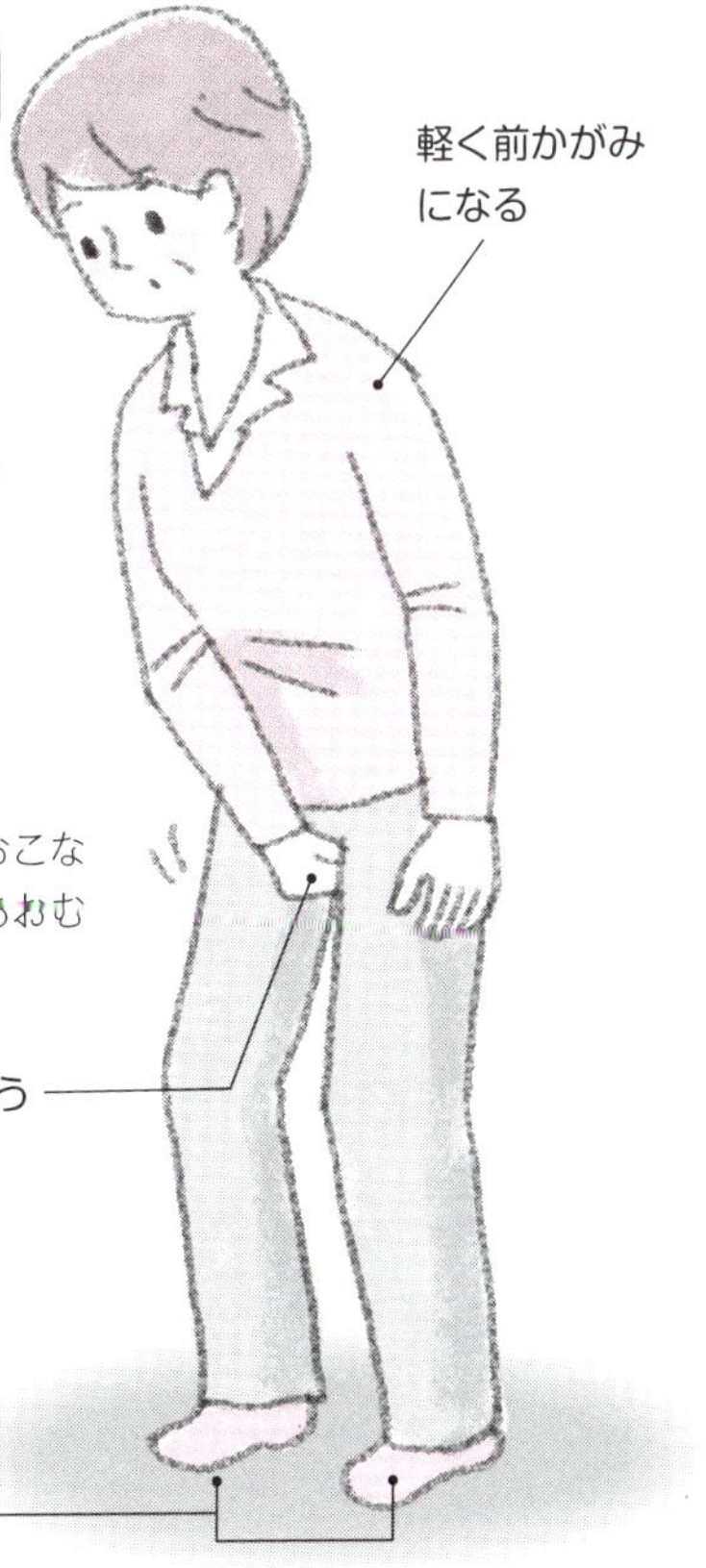

骨盤臓器脱の場合②

手術でメッシュをつなぎ臓器をつり上げる

臓器が腟の外に出ていてペッサリーが向かない場合、歩行や排尿・排便がしづらいなど、生活に支障が出ている場合は手術で治療します。

合併症が起こりにくく、普及しつつある

現在、世界的に標準とされているのは、腹腔鏡を使ってメッシュを入れ、臓器を支える「腹腔鏡下仙骨腟固定術（LSC手術）」です。合併症が起こりにくく、再発率も低いため、日本でも広がりつつあります。手術をおこなった人のうち、約六〇%の割合で過活動膀胱の症状が改善したというデータもあります。

腹腔鏡下仙骨腟固定術

近年、広くおこなわれているのが腹腔鏡を用いた腹腔鏡下仙骨腟固定術（LSC手術）です。開腹せず、おなかに数ヵ所の孔《あな》を開けておこなうので身体的な負担はそれほど大きくありません。

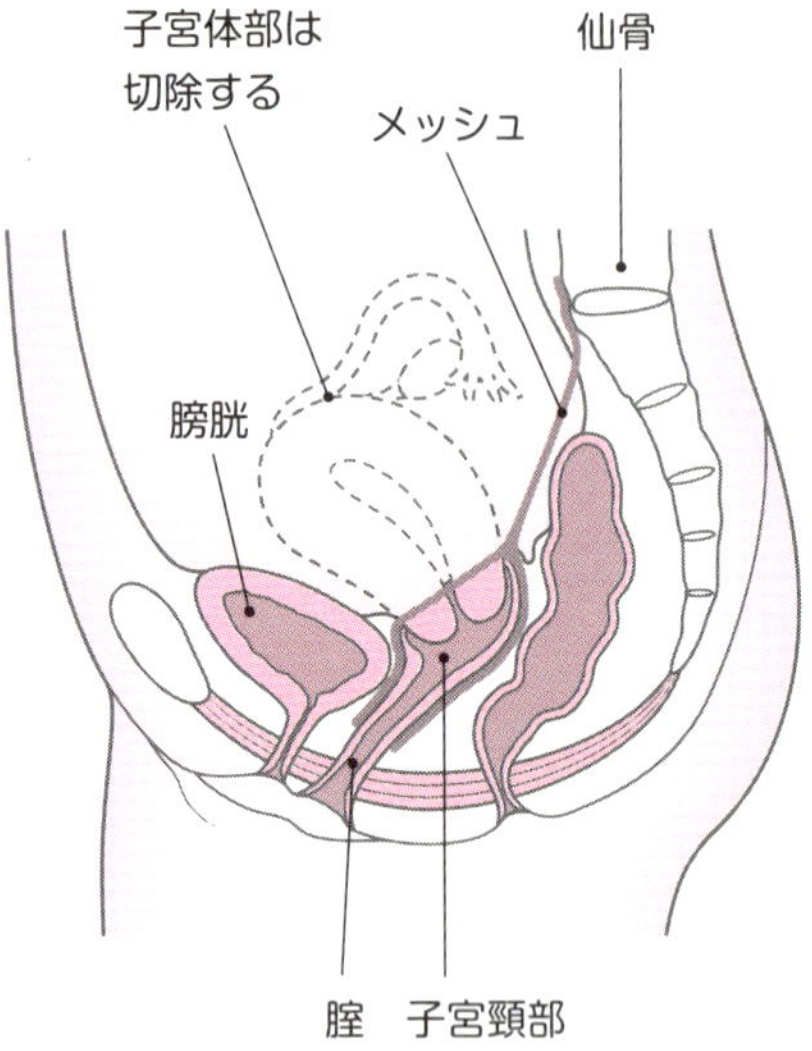

子宮体部を摘出し、腟の壁の前後と仙骨をメッシュでつないで、下がった膀胱や子宮頸部《けいぶ》をつり上げる。

性交痛やメッシュによる合併症が起こる可能性が低い一方、手術時間が２～４時間かかる。性機能は維持できるが、出産は望めない

ロボットを使う手術も

2020年４月から、LSC手術を医療用ロボットを使っておこなう手術（RSC手術）が保険適用となりました。高精度の画像をみながら安全に手術ができます。

● 従来型の手術

メッシュは使わず、子宮を摘出し、ゆるんだ腟の壁を縫い縮めたり、骨盤内の靱帯に縫って固定する。再発率がやや高いためあまりおこなわれない

● 経腟メッシュ手術

腟からメッシュを入れ臓器をつり上げる手術。手術後メッシュが露出したり、痛むことがあり、アメリカでは大きな問題になった。日本でも控える傾向にある

痛みに気をつけて過ごそう

手術後はおなかに負担をかけないよう、以下のことに気をつけて過ごしてください。

便通をよくする薬をかかさずのむ

便秘でいきむと腹圧がかかり、痛みやメッシュのずれなどを招きます。便秘予防のために緩下剤が処方されたら、忘れずに服用しましょう。

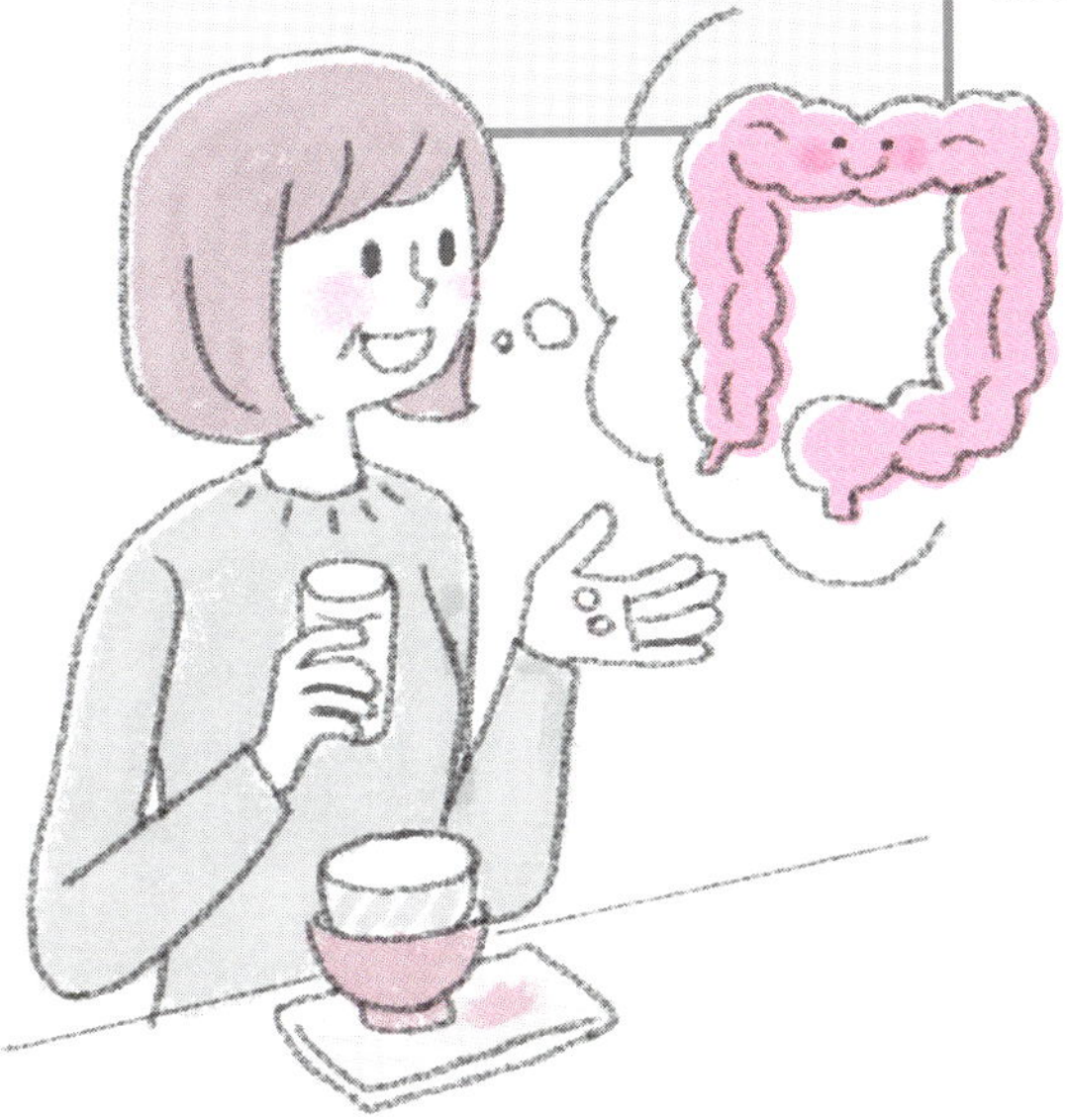

痛みや出血に気をつける

手術後はまれに、感染症やメッシュが露出するといった合併症が起こることがあります。退院後も痛みや出血が続くようなら、必ず受診してください。

腹圧性尿失禁を見逃さない

骨盤臓器脱の手術後、腹圧性尿失禁（→P24）が悪化したり、新たに現れたりすることが数パーセントあります。腹圧性尿失禁かもしれないと思ったら、どんなときに症状が出るのかをメモし、医師に伝えましょう。生活に支障が出ている場合は、骨盤臓器脱の手術後に腹圧性尿失禁の手術をおこなう場合があります（→P80）。

ケース

痛みや頻尿が気になっていたけれど……

しゃがんだときやトイレのときに、股から何かが出てくるというQさん。驚いて受診し、ペッサリーを装着しました。脱出頻度は減りましたが頻尿や尿もれも気になるため、手術を受けることに。手術後は尿もれも減って、快適に過ごしています。

こんな治療法も

電気や磁気による刺激が効くこともある

膀胱や尿道の働きは神経によってコントロールされています。これらの神経を刺激して、膀胱や尿道の働きを改善しようという治療法もあります。

薬物療法とあわせておこなってみる価値はある

薬や手術以外の過活動膀胱の治療法として、電気や磁気を使ったものがあります。薬物治療と併用することで、より改善がみこめるという報告もあるので、検討してみるのもひとつです。

ただし、定期的な通院が必要で、受けられる医療機関は限られています。

電気や磁気による治療は身体的な負担が少なく、横になったり、座ってじっとしているだけで治療できるのがメリットです。一方で、効果が出ない人もいます。

ある程度試して改善しないのであれば、ほかの治療法を検討したほうがよいでしょう（→Ｐ89～）。

干渉低周波刺激療法

膀胱周辺に低周波刺激を与える治療法です。横になっているだけで痛みもほとんどないので、高齢者でも受けることができます。

膀胱の筋肉や排尿にかかわる神経を電気で刺激する

↓

膀胱の収縮が抑えられる

皮膚の上から、お尻と下腹部に専用のパッドを２枚ずつ20分間あてるだけ。強さは３段階あり、経過をみながら徐々に上げていく

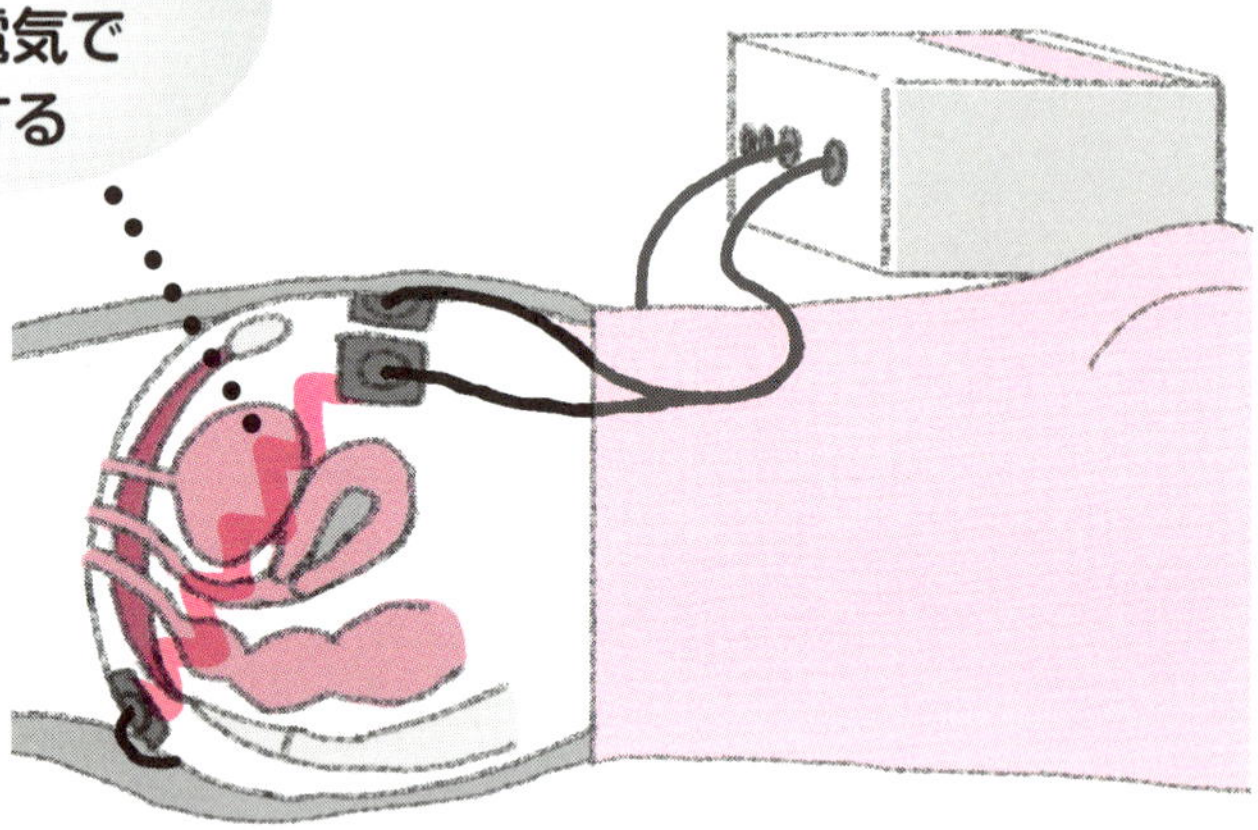

回数　３週間に６回までから始め、２週間に１回おこなう

磁気刺激療法

磁気を利用して骨盤底筋や神経を刺激する治療法です。刺激や痛みはあまりなく、服を着たまま座っているだけで受けられます。保険が適用される機器もありますが、最新の機器は適用外で自費診療となります。

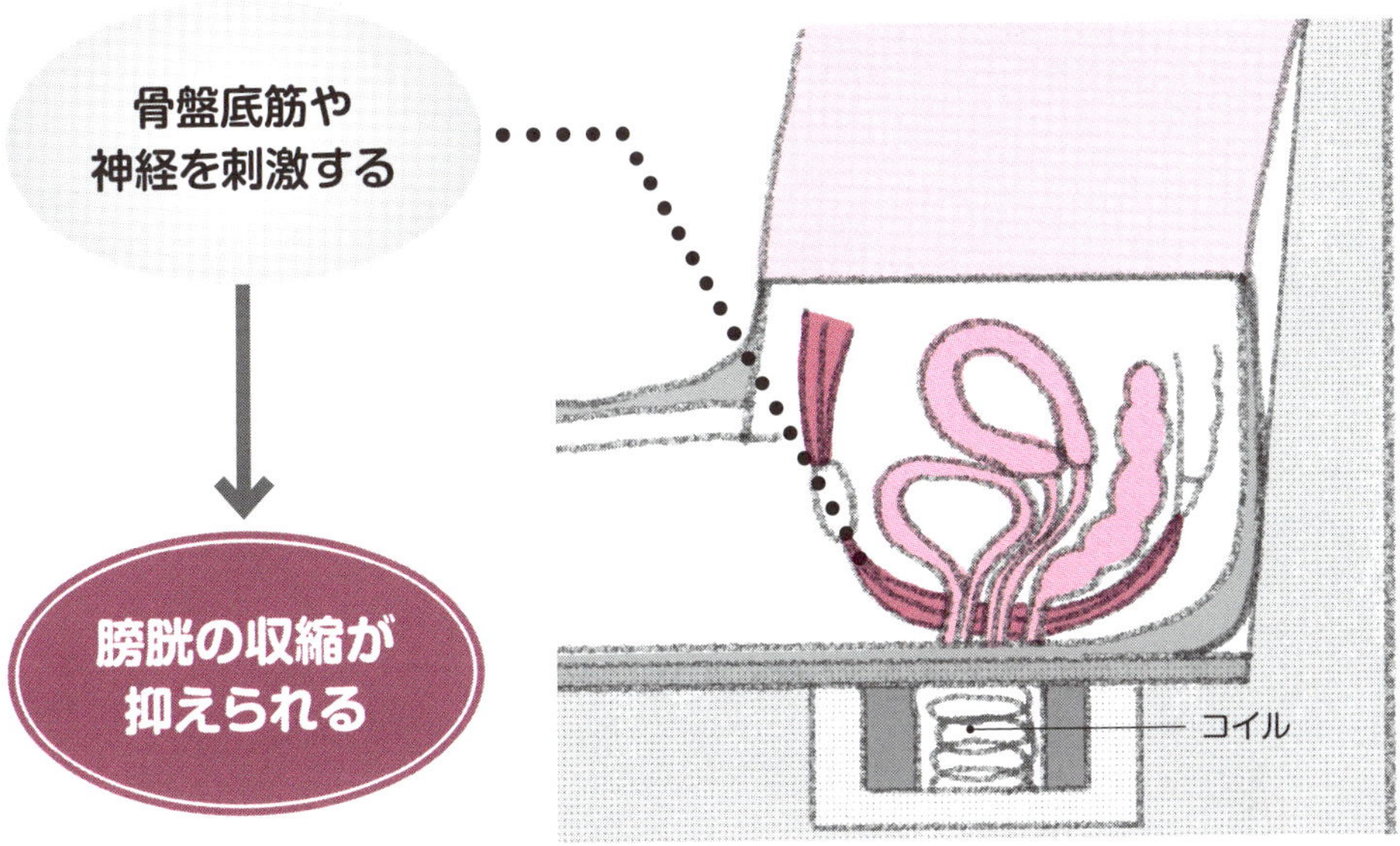

いす型の治療装置に25分間座るだけ。装置のなかにあるコイルで、座面上に磁場をつくる。それによって電流が発生し、膀胱や骨盤底筋の周辺の神経を刺激する。刺激の強さは、その人が耐えられるギリギリを上限に調整する

回数 6週間、週2回おこなう

海外では新たな治療法も開発されている

欧米では「PTNS《ピーテンス》（経皮的脛骨神経刺激法）」といって、足の神経を針で刺激する治療法の有効性も報告されています。日本ではまだ健康保険が適用されていませんが、将来的にはできるようになるかもしれません。

COLUMN

手術の決断は家族でサポートしよう

本人の希望を第一に、効果とリスクをよく考える

高齢の患者さんが手術を受けるとなると、家族が不安に思うのは当然のことです。頻尿や尿もれを改善するための手術は、高齢でも受けられる、体への負担が少ないものが多くあります。とはいえ、リスクはゼロではありません。

ただ、いちばん大事なのは患者さん本人の希望です。この先、現在と同じ生活が五年、一〇年続くと考えたときに、手術をしてでも治したいと思うかどうかを聞いてみてください。本人の意思を尊重したうえで、家族も手術の効果とリスクをよく理解することが大切です。

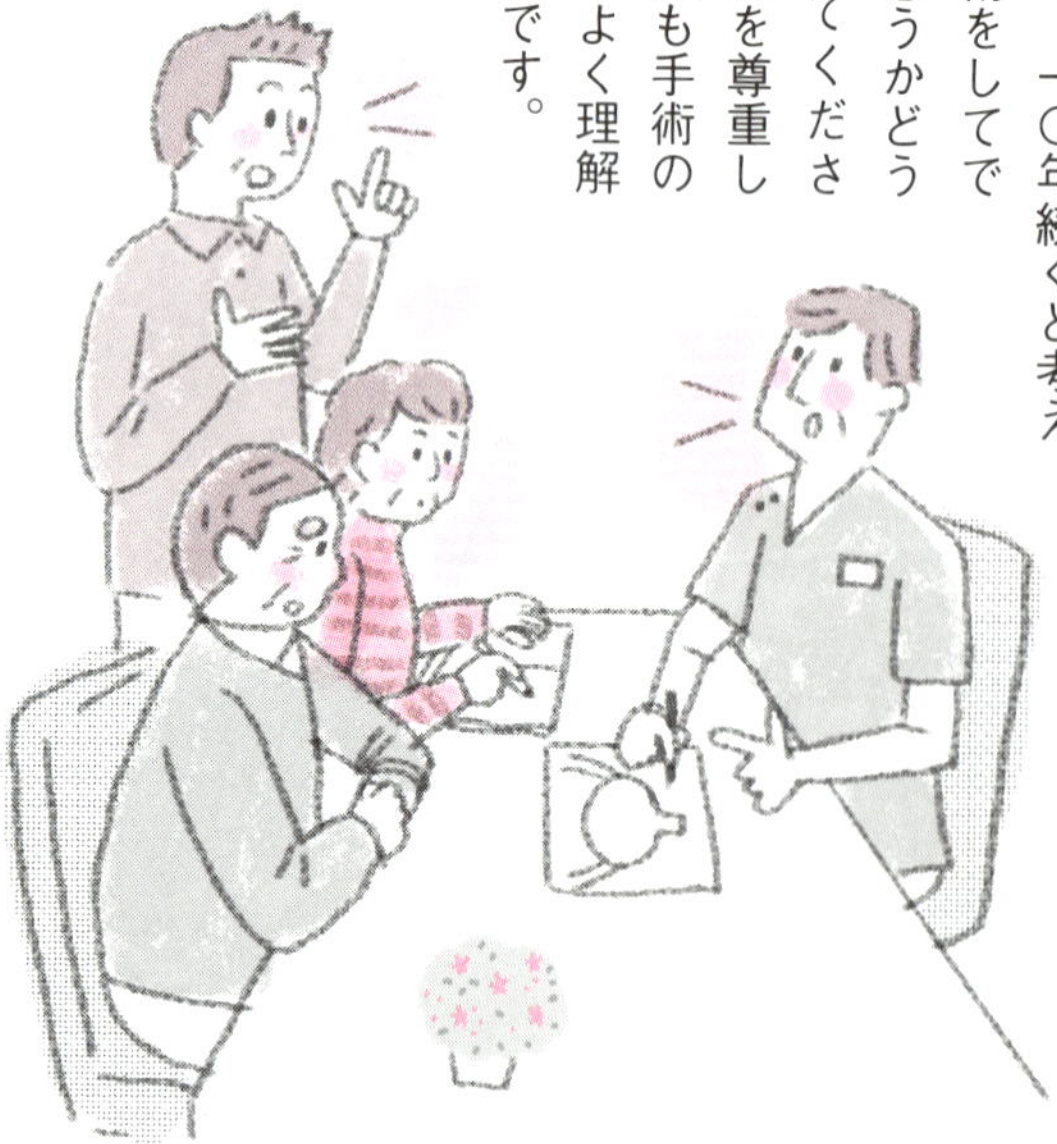

手術については家族も一緒に説明を受ける

手術の説明は、家族も一緒に聞くことが大切です。直接、医師から話を聞いたほうが正確な情報が得られますし、患者さんも家族と一緒のほうが心強いでしょう。

気になることやわからないことがあれば、遠慮せず医師に質問してください。本人も家族も、納得したうえで決断するのがいちばんです。

5

よくならない、続けられないときは

行動療法や薬物療法を３ヵ月ほど続けても症状が改善されない場合、「難治性過活動膀胱」と判断されます。難治性といっても「もう治らない」というわけではなく、治療法が確立されています。治療法とそのメカニズム、特徴について詳しく説明します。

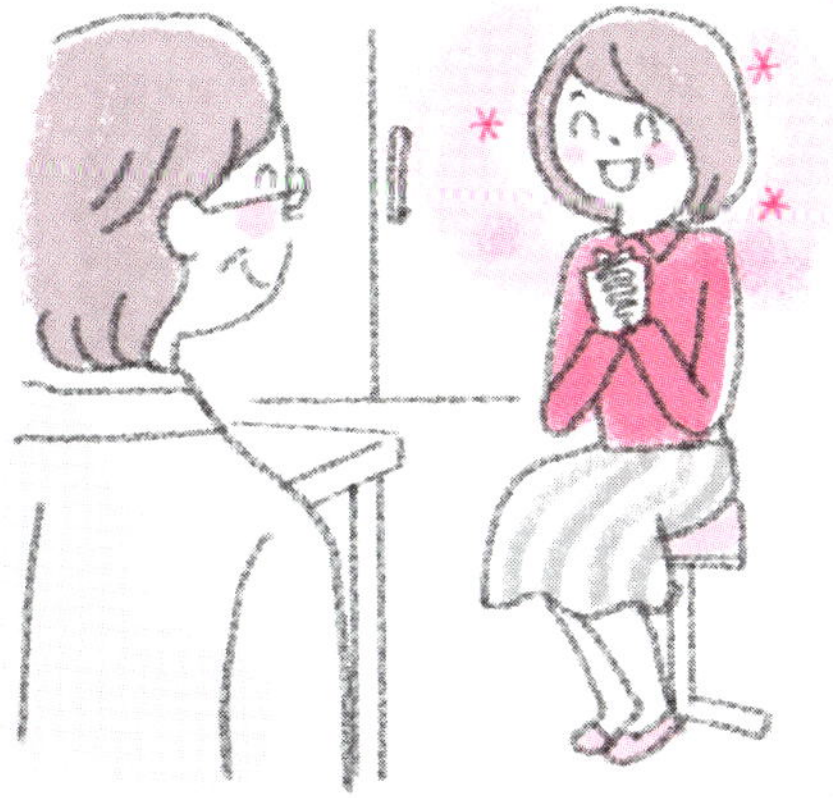

難治性過活動膀胱とは

3カ月の薬物療法が目安のひとつに

行動療法や薬物療法を続けても改善しない場合や、副作用などの影響で薬を続けられない場合を「難治性過活動膀胱」といいます。

「治らない」と あきらめるのはまだ早い

過活動膀胱は、行動療法や薬物療法で多くの人が改善します。しかし、それらを三ヵ月以上続けても改善がみられなかったり薬を続けられないケースがあります。患者さん自身が「それでも何とかしたい」と望めば、難治性過活動膀胱に対する治療を受けることができます。「難治」といえど、あきらめるのはまだ早いのです。

難治性過活動膀胱とは

難治性過活動膀胱にあてはまるのは、次の２つの状態です。

行動療法や薬物療法を3ヵ月以上続けてもよくならない

過活動膀胱の行動療法や薬物療法を、単独あるいは併用で３ヵ月（12週間）以上続けてもよくならない場合は、難治性過活動膀胱と判断されます。

何らかの理由で薬物療法を継続することができない

抗コリン薬による口の渇きや便秘などが強く出ていたり、尿の出が悪くなっている場合は、薬の継続は難しくなります。この場合も、難治性過活動膀胱と判断します。

↓

難治性過活動膀胱

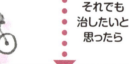

それでも治したいと思ったら

↓

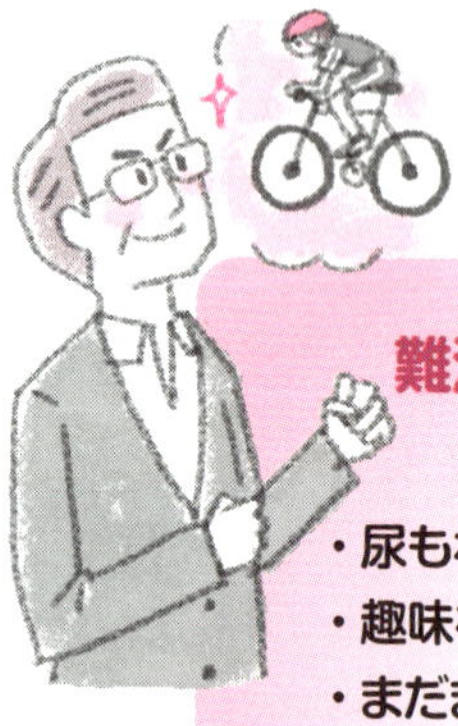

難治性過活動膀胱の治療を考える

- 尿もれに悩まず過ごしたい
- 趣味をもっと楽しみたい
- まだまだ旅行に出かけたい など

過活動膀胱による生活への影響は人それぞれ。ここで治療を終了して吸水パッド（→P66）などを使いながら過ごしていこうと判断するのもひとつ。続けて改善をめざす場合は、難治性過活動膀胱の治療へと進む

治療法

通常、第一選択となるのは比較的体への負担が少ない「ボツリヌス毒素注入療法」です。次いで「仙骨神経刺激療法」を考えます。

最初の選択肢

ボツリヌス毒素注入療法

(→P94)

内視鏡を使って膀胱の筋肉にボツリヌス毒素を注入して軽いまひ状態にし､膀胱の過度な収縮を抑えます。ボツリヌス毒素注入療法の効果は6～10ヵ月ほどなので、定期的におこないます。

次に考える

仙骨神経刺激療法

(→P96)

お尻に装置をうえこみ、仙骨神経に電気刺激を与えます。通常、ボツリヌス毒素注入療法が受けられなかったり、効果がみられない場合におこなわれます。

神経因性や
先天性疾患が対象

膀胱拡大術

膀胱が小さいために尿をためられない場合に、膀胱じたいを大きくする手術をおこなうことがあります。膀胱を切り開き、あらかじめ切除した腸管の一部をつなげて膀胱を広げます｡神経因性の過活動膀胱(→P16)や先天性疾患が主な対象で、おこなわれるのはごくまれです。

前立腺の手術後に尿もれがある場合は、尿道の周囲にシリコン製の器具を巻き、そこに生理食塩水を入れて尿道を圧迫する治療をおこなう

「難治性」の治療法はいくつもある

「難治性」という言葉から「もう治らないのか」と思いがちですが、上記のような有効な治療法が次々登場しています。薬物療法との併用もできますから、医師とよく相談しながら、自分に合う方法を前向きに探してみましょう。

難治性の検査

ボツリヌス治療ができるかどうかを調べる

難治性過活動膀胱の治療はボツリヌス毒素注入療法をまず考えますが、尿閉のリスクがある人にはおこなえません。必要に応じて次のような検査をおこない、治療法を選びます。

チェックするポイントは２つ

尿閉とは、何らかの理由で尿がまったく出なくなった状態（→P77）。ボツリヌス毒素注入療法による尿閉のリスクを調べるには、下の２つをみます。

① 尿道が狭くなっていないか

前立腺肥大症などで尿道が狭くなっているところにボツリヌス毒素を注入すると膀胱の収縮力が下がり、さらに尿が出にくくなります。

② 低活動膀胱がないか（→P14）

膀胱の筋力が低下した低活動膀胱の状態でボツリヌス毒素を注入すると、膀胱が収縮できなくなり、尿が出なくなってしまいます。

上記がある

前立腺肥大症があり尿道が狭くなっている場合は、尿道を広げる手術を受けることで、ボツリヌス毒素注入療法が可能になる

仙骨神経刺激療法を検討する（→P96）

ボツリヌス毒素注入療法は受けられない

上記がない

ボツリヌス毒素注入療法をおこなう（→P94）

わからない

追加の検査をおこなう

- 残尿測定（→P42）
- 内視鏡検査（→P93）
- 尿流動態検査（→P93）

これまでの治療のなかでわかっていない場合には、必要な検査をおこなう

すべての検査を必ずおこなうわけではない

ボツリヌス毒素注入療法をおこなう前には、尿閉のリスクがないかを調べることがあります。これまでの治療の過程で明らかになっているケースもあるので、必ずしもすべての人が検査を受けるわけではありません。必要に応じておこないます。

内視鏡検査と尿流動態検査

それぞれ、下記のような方法で膀胱や尿道の様子をくわしく調べます。

内視鏡検査

内視鏡のカメラで、尿道、膀胱の出口部分、膀胱の内部をみる検査です。

● 尿道鏡検査

尿道が狭くなっていないか

内視鏡の通りやすさやカメラの映像から、尿道の狭窄の有無や程度をみる。前立腺が大きいと尿道が狭くなるため、前立腺の肥大の状態もあわせて確認する

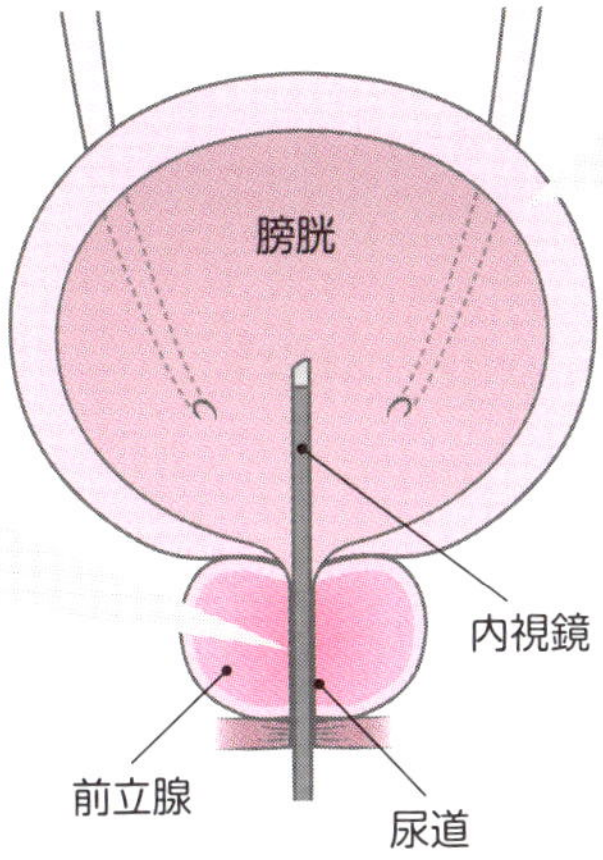

● 膀胱鏡検査

膀胱の壁の厚さはどうか

尿道鏡検査と同様にして、膀胱の壁の厚さをみる。同時に膀胱内部の状態をみることで、間質性膀胱炎（→P26）の見逃しがないことを再度確認する

尿流動態検査

尿がたまる様子や排尿するときの様子から、尿の出にくさの有無や膀胱の筋力をチェックする検査です。

● 尿流測定

尿の出にくさがないか

トイレ型の検査機器に排尿してもらい、排尿のスピードを調べる。最大尿流量15mL／秒以下の場合は尿が出にくくなっていると考えられる

● 膀胱内圧測定／内圧尿流測定

尿意の感じ方や膀胱の筋力はどうか

カテーテルを膀胱内に入れ、生理食塩水を注入する。膀胱の容量の限界まで入れても尿意を感じなかったり、排尿できない場合は低活動膀胱と判断する。また、排尿時に、膀胱の内側からかかる力の状態から、膀胱の筋肉の収縮力や拡張力をみる

難治性の治療①

ボツリヌス毒素で膀胱の緊張をゆるめる

ボツリヌス毒素とは、ボツリヌス菌がつくるたんぱく質のこと。顔のしわ取り治療などに用いられていますが、難治性過活動膀胱に対しても高い効果が認められています。

薬が効かなかった人にも高い効果が現れている

ボツリヌス毒素注入療法は、二〇二〇年四月に健康保険が適用となった新しい治療法です。難治性過活動膀胱と診断された人のうち、尿もれがなくなった人が二〇～四〇%、尿もれの回数が半分に減った人は六〇～七〇%にも上ります。過活動膀胱の薬を減らしたり休止したりすることもできます。

ボツリヌス毒素注入療法

ボツリヌス毒素は、ボツリヌス菌がつくり出すたんぱく質です。膀胱の筋肉だけをゆるめ、尿をためやすくします。

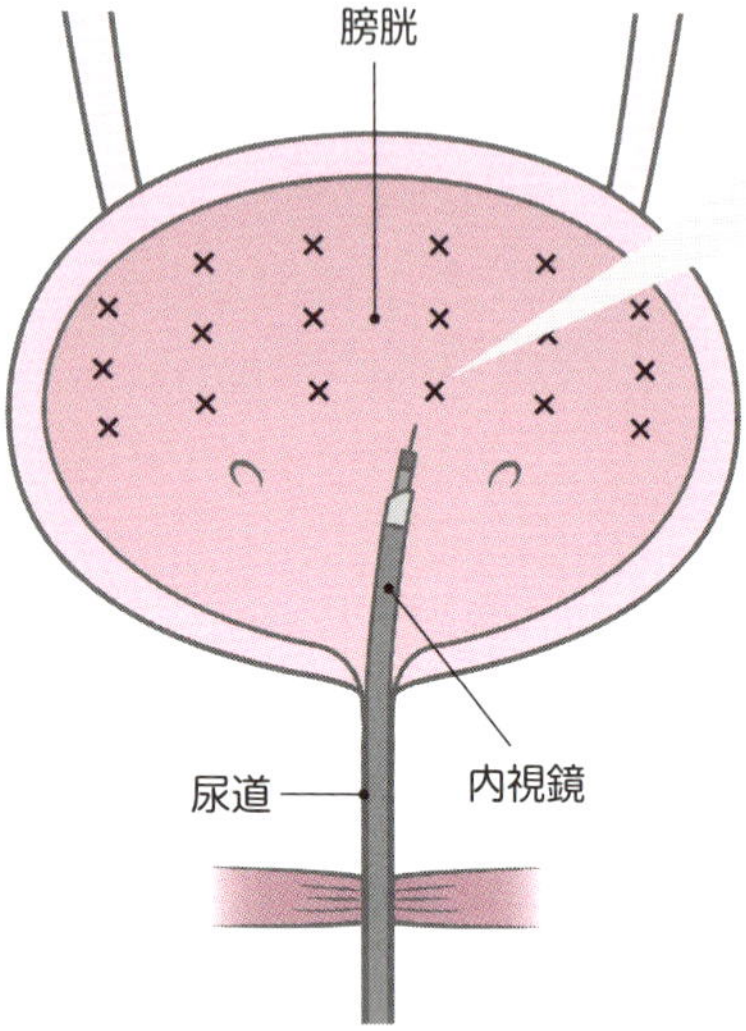

局所麻酔をかけて、尿道から内視鏡を入れます。内視鏡に細い注射針を通し、膀胱の筋肉に20ヵ所、薄めたボツリヌス毒素を注入します。

膀胱の筋肉に20ヵ所注射する

↓

膀胱の筋肉がまひする

↓

膀胱がゆるんで尿をためやすくなる

治療時間

30分ほど

入院

基本的には不要

前立腺肥大症がある場合には、尿閉を起こしていないかどうか、入院して経過を観察することもある

通院で定期的に注射する

ボツリヌス毒素注入療法の効果はずっと続くものではありません。１回の注射の効果は６～10ヵ月ほどです。定期的な注射が必要になります。

膀胱内に注射を受ける

体にメスを入れるわけではないので、体への負担は小さい。世界中で安全性と有効性が認められている。注入後、数日で効果が現れる

数日間、尿の出が悪くなることがある

膀胱の筋肉がゆるむことで、治療後数日間、尿の出が悪くなることがある。その場合は、自分で尿道にカテーテルを入れて尿を排出する「自己導尿」をおこなうことがある。病院で指導を受けておこなう

２週間後、受診して効果をチェック

ボツリヌス毒素によって膀胱粘膜の免疫機能が低下し、尿路感染症が起こることがある。排尿時に痛みや熱感がある、血尿が出たなどの症状があれば、必ず受診する。これらがなければ、２週間後に受診して、尿もれなどの症状がよくなっているかどうかを確認する

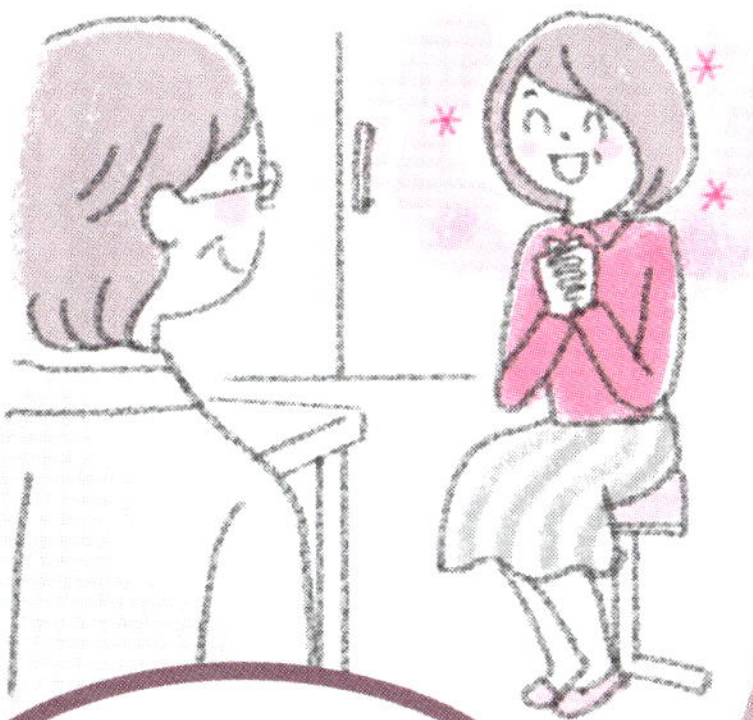

6～10ヵ月ほどで効果が弱まる

前回の注入から３ヵ月以上あければ、ふたたび注射できる。十分な効果がある場合は、１年に１～２回ほどの注射で、よい状態を保つことができる

再び注射を受ける

ケース

1年に1回の注射で過活動膀胱の薬がいらなくなりました

Rさんは過活動膀胱以外にも持病があるため、服用する薬が多く、抗コリン薬の副作用にも悩んでいました。担当医のすすめでボツリヌス毒素注入療法を試したところ、劇的に改善。1年に1回の注射で、過活動膀胱の薬はのまなくてよくなりました。

難治性の治療②

お尻に装置を入れて仙骨神経を刺激する

ボツリヌス毒素注入療法ができない場合や、効果が不十分な場合は「仙骨神経刺激療法」がおこなわれます。体内に電気刺激を発する小さな装置をうえこみます。

仙骨神経刺激療法

骨盤を構成する仙骨の孔から出る「仙骨神経」は膀胱や尿道、直腸、肛門にのびています。この神経を刺激し、膀胱の収縮をコントロールします。

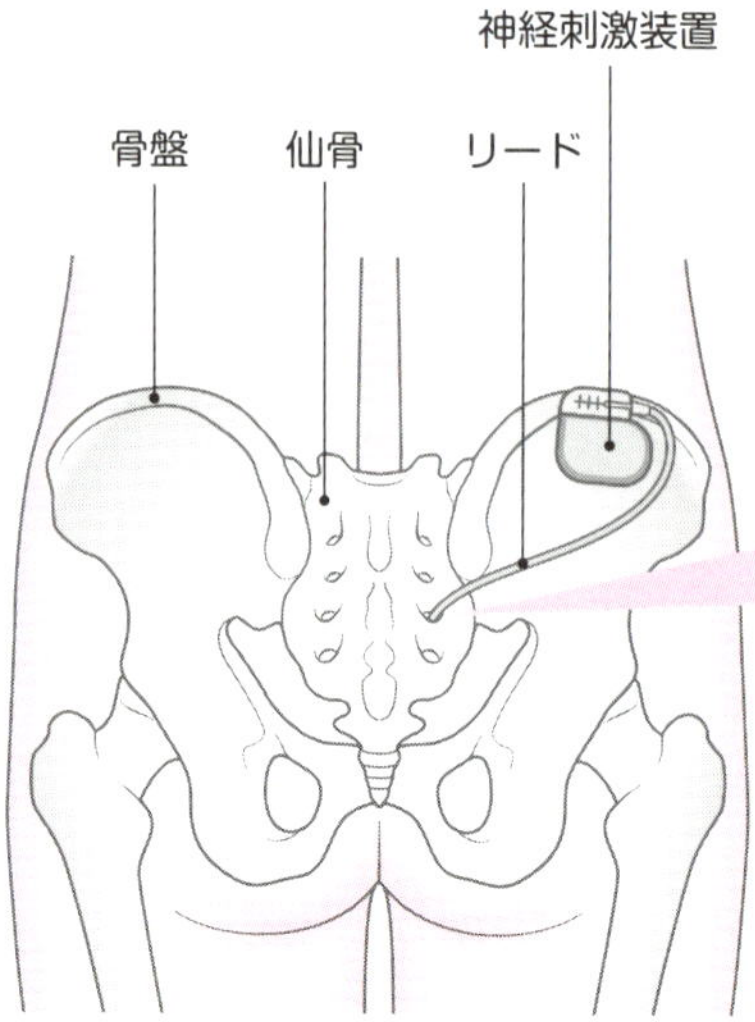

仙骨の孔に通した「リード」を介して仙骨神経を刺激します。試験的な刺激で効果があれば、「神経刺激装置」をお尻にうえこみます。退院後、刺激の強さは自分で調整します。

リードを試験的にうえこむ

↓

数日間試しに刺激して効果をたしかめる

↓ 効果があれば

刺激装置をうえこむ

治療時間

リードのうえこみ：１時間ほど

刺激装置のうえこみ：30分ほど

入院

数日～１週間ほど

リードをうえこむ手術と、刺激装置をうえこむ手術がそれぞれ必要。まとめて一度の入院でできることもある

便もれに効果的な治療法として登場した

仙骨神経刺激療法は排泄にかかわる「仙骨神経」にアプローチする治療法です。当初は便もれの治療法として登場し、難治性過活動膀胱には二〇一七年に保険適用となりました。手術後一二ヵ月で、一日の尿もれ回数が半分以下になった人が七九％と報告されています。

手術後はいくつかの点に気をつける

下記の点に気をつければ、ほぼこれまで通りの生活を送ることができます。

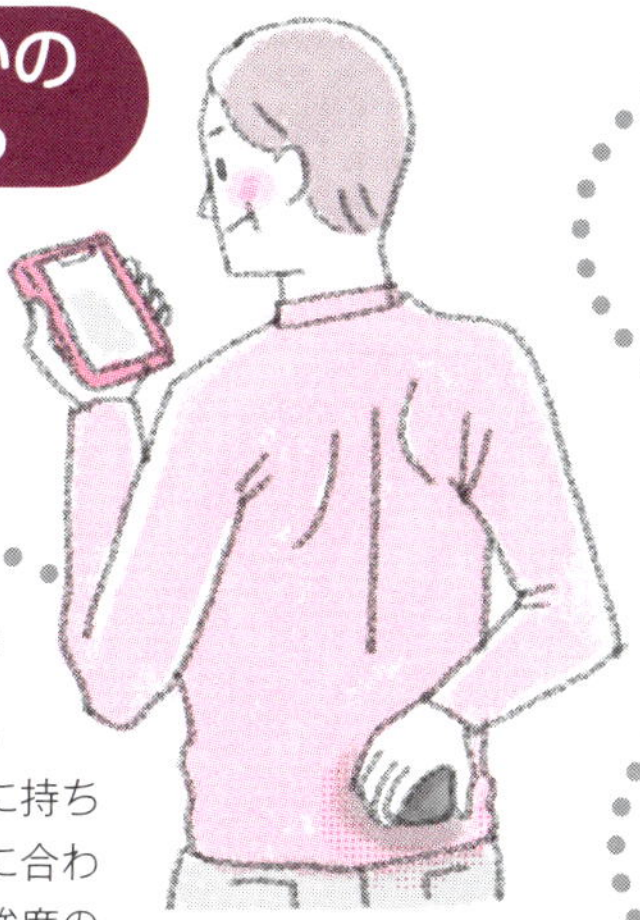

服の上から、装置をうえこんだ位置に受信機を当て、手元の端末で調整する

手術の副作用が現れることがある

うえこんだ部位の痛みや違和感、感染症などがある。強い痛みや熱感などがあるときは迷わず受診して

刺激を調整する端末を持ち歩く

刺激装置の調整用端末は常に持ち歩く。症状や刺激の感じ方に合わせて、装置のオン・オフや強度の調整を自分でおこなう

激しい運動や強い圧迫は避ける

うえこんだ部位に強い圧迫をかけないようにする。激しい運動も、装置がずれたり破損したりするおそれがあるので控える

MRIが撮れなくなる

原則、頭部以外のMRI検査は受けられない。また、スマートフォンやIH調理器など磁気を発する製品は、刺激装置から50㎝ほど離して使う

バッテリーは4～5年で交換する

通常4～5年で刺激装置のバッテリーがなくなるので、入れ替え手術が必要になる。数日間入院して、手術をおこなう

ケース

便もれまで一緒に治せました

Sさんは長い間、尿もれだけでなく、便もれでも悩んでいました。思い切って医師に相談したところ、仙骨神経刺激療法をすすめられました。手術後は尿もれも便もれも回数が減り、「2つの悩みが一度に解決した」と喜んでいます。

体外充電式、MRI対応の機器も生まれている

仙骨神経刺激療法は、バッテリー交換が必要なこと、MRIが受けられなくなることが大きな課題でした。しかし最近は電池が約10年もつ製品が出てきています。体外で充電できる装置やMRI対応装置も登場しており、快適に治療を継続できるようになっています。

人生100年時代。「これから」を考えて治療を選ぶ

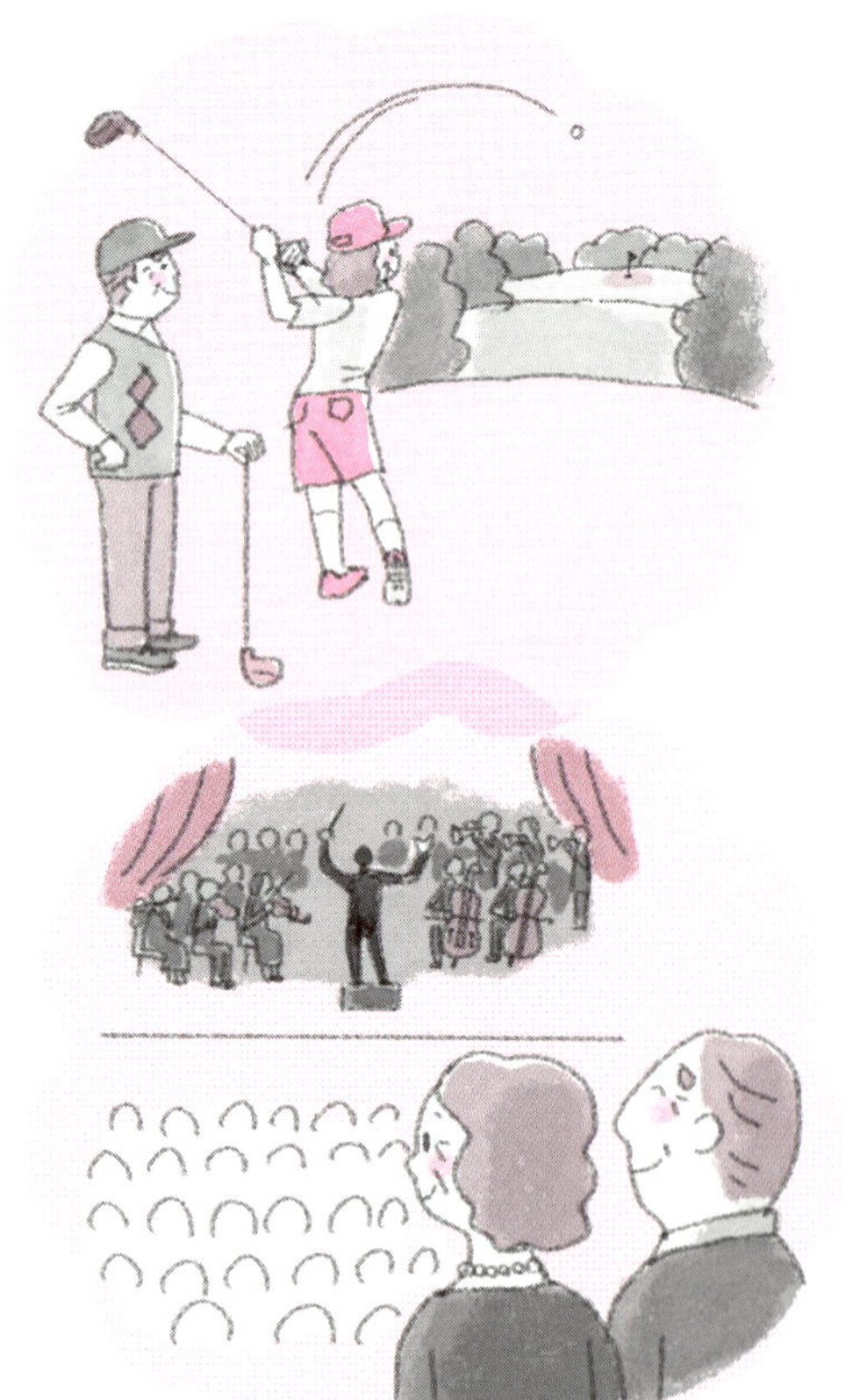

命にかかわらないぶん、治療を迷うことも

過活動膀胱はＱＯＬを低下させますが、命にかかわる病気ではありません。命にかかわる病気とくらべると、治療の優先度が下がるでしょう。高齢になるにつれ、薬の種類の増加や金銭的な面から、治療の継続を迷う患者さんもいます。

治療を続けるか、中止するか迷ったときは「平均余命」で考えてみるのもひとつの方法です。

残された時間を元気に楽しく過ごすために

平均余命とは、ある年齢の人が平均であと何年生きられるかを示した指標です。たとえば八〇歳男性の平均余命は約九年、八〇歳女性は約一二年です。この先の九年あるいは一二年、今と同じ生活でも「何とか大丈夫」と思うのか、「それはがまんできない」と思うのか、どちらでしょうか。明るく過ごすための選択肢として、治療を考えてみましょう。

健康ライブラリー　イラスト版

過《か》活《かつ》動《どう》膀《ぼう》胱《こう》がわかる本《ほん》

頻尿《ひんにょう》・尿《にょう》もれはこうして治《なお》す

2025年4月22日　第1刷発行

監　修　髙橋 悟（たかはし・さとる）

発行者　篠木和久

発行所　株式会社講談社

東京都文京区音羽二丁目12-21

郵便番号　112-8001

電話番号　編集　03-5395-3560

販売　03-5395-5817

業務　03-5395-3615

印刷所　TOPPANクロレ株式会社

製本所　株式会社若林製本工場

N.D.C. 494　98p　21cm

KODANSHA

ISBN978-4-06-539176-1

■監修者プロフィール

髙橋 悟（たかはし・さとる）

日本大学医学部泌尿器科学系泌尿器科学分野主任教授。1985年、群馬大学医学部卒業。米国メイヨークリニック・フェロー、東京大学医学部泌尿器科助教授、日本大学医学部附属板橋病院病院長などを経て現職。日本老年泌尿器科学会理事長。日本排尿機能学会前理事長。『女性下部尿路症状診療ガイドライン［第2版］』作成委員長。専門は泌尿器全般、前立腺癌、下部尿路機能障害。「きょうの健康」（NHK Eテレ）、「カズレーザーと学ぶ。」（日本テレビ系）などに出演。一般向けの監修書に『別冊NHKきょうの健康 シニアの頻尿・尿もれ・便失禁　その悩み、治療で改善できます！』（NHK出版）、著書に『頻尿・尿もれ　自力でできるリセット法』（アスコム）などがある。

■参考文献

日本排尿機能学会／日本泌尿器科学会『過活動膀胱診療ガイドライン［第3版］』（リッチヒルメディカル）

日本排尿機能学会／日本泌尿器科学会『女性下部尿路症状診療ガイドライン［第2版］』（リッチヒルメディカル）

日本泌尿器科学会『男性下部尿路症状・前立腺肥大症診療ガイドライン』（リッチヒルメディカル）

髙橋 悟・前田耕太郎監修『別冊NHKきょうの健康 シニアの頻尿・尿もれ・便失禁　その悩み、治療で改善できます！』（NHK出版）

髙橋 悟著『ねころんで読める排尿障害　下部尿路機能障害のやさしい入門書』（メディカ出版）

髙橋 悟著『頻尿・尿もれ　自力でできるリセット法』（アスコム）

●編集協力　オフィス201（劔持里菜）　寺本彩

●カバーデザイン　東海林かつこ（next door design）

●カバーイラスト　長谷川貴子

●本文デザイン　小山良之

●本文イラスト　植木美江　千田和幸

講談社　健康ライブラリー　イラスト版

過敏性腸症候群（ＩＢＳ）
くり返す腹痛・下痢・便秘から脱出するには

国立病院機構久里浜医療センター内視鏡部長
水上　健　著

なぜ起こる？　診断は？　どう治す？
４つのタイプの特徴から治療法まで徹底解説！

ISBN978-4-06-536361-4

前立腺がん
より良い選択をするための完全ガイド

東京慈恵会医科大学泌尿器科主任教授兼診療部長
頴川　晋　監修

がんになっても適切な対応で長生きできる！
診断の確定から最新治療・治療後の生活までわかる！

ISBN978-4-06-259815-6

子宮がん・卵巣がん
より良い選択をするための完全ガイド

がん研有明病院健診センター部長
宇津木久仁子　監修

どんな病気か、どう対処していけばよいか？
診断の確定から最新療法・治療後の生活まで、すべてがわかる！

ISBN978-4-06-259810-1

大腸がん
治療法と手術後の生活がわかる本

がん・感染症センター都立駒込病院外科部長
高橋慶一　監修

もっとも気になるトイレの変化から食事や入浴、
仕事の注意点まで。安心して暮らすコツを徹底解説！

ISBN978-4-06-259787-6

腎臓病のことがよくわかる本

群馬大学大学院医学系研究科 医療の質・安全学講座教授
小松康宏　監修

腎臓は知らないうちに弱っていく！　生活習慣の
改善から薬物療法の進め方、透析の実際まで徹底解説！

ISBN978-4-06-259806-4

新版　潰瘍性大腸炎・クローン病がよくわかる本

東京医科歯科大学　学術顧問・副学長
渡辺　守　監修

薬物療法が大きく進化！　症状のくり返しを止める、
最新の治療法と腸を守る生活術がわかる決定版。

ISBN978-4-06-515096-2

糖尿病は先読みで防ぐ・治す
ドミノでわかる糖尿病の将来

慶應義塾大学医学部腎臓内分泌代謝内科教授
伊藤　裕　監修

糖尿病はドミノ倒しのように病気を起こす。
タイプで違う合併症の現れ方と対処法を徹底解説！

ISBN978-4-06-259816-3

狭心症・心筋梗塞
発作を防いで命を守る

国家公務員共済組合連合会立川病院院長
三田村秀雄　監修

もしものときに備えて自分でできる対処法。
発作を防ぐ暮らし方と最新治療を徹底解説！

ISBN978-4-06-259817-0